자연치유의 비밀 **솔라바디**

자연치유의 비밀 **솔라바디**

초판 1쇄 발행 2015(단기 4348)년 3월 12일
초판 5쇄 발행 2015(단기 4348)년 6월 25일

지은이 · 이승헌
펴낸이 · 심정숙
펴낸곳 · (주)한문화멀티미디어
등록 · 1990. 11. 28. 제 21-209호
주소 · 서울시 강남구 봉은사로 317 논현빌딩 6층 (135-833)
전화 · 영업부 2016-3500 편집부 2016-3507 팩스 2016-3541
http://www.hanmunhwa.com

편집 · 이미향 강정화 최연실 진정근
디자인 제작 · 이정희 목수정
경영 · 강윤정 권은주 | 홍보 · 박진양 조애리
영업 · 윤정호 조동희 | 물류 · 박경수

ⓒ이승헌, 2015
ISBN 978-89-5699-202-0 13690

잘못된 책은 본사나 서점에서 바꾸어 드립니다.
저자와의 협의에 따라 인지를 생략합니다.
본사의 허락 없이 임의로 내용의 일부를 인용하거나 전재, 복사하는 행위를 금합니다.

SOLAR BODY

자연 치유의 비밀 **솔라바디**

일지 이승헌 지음

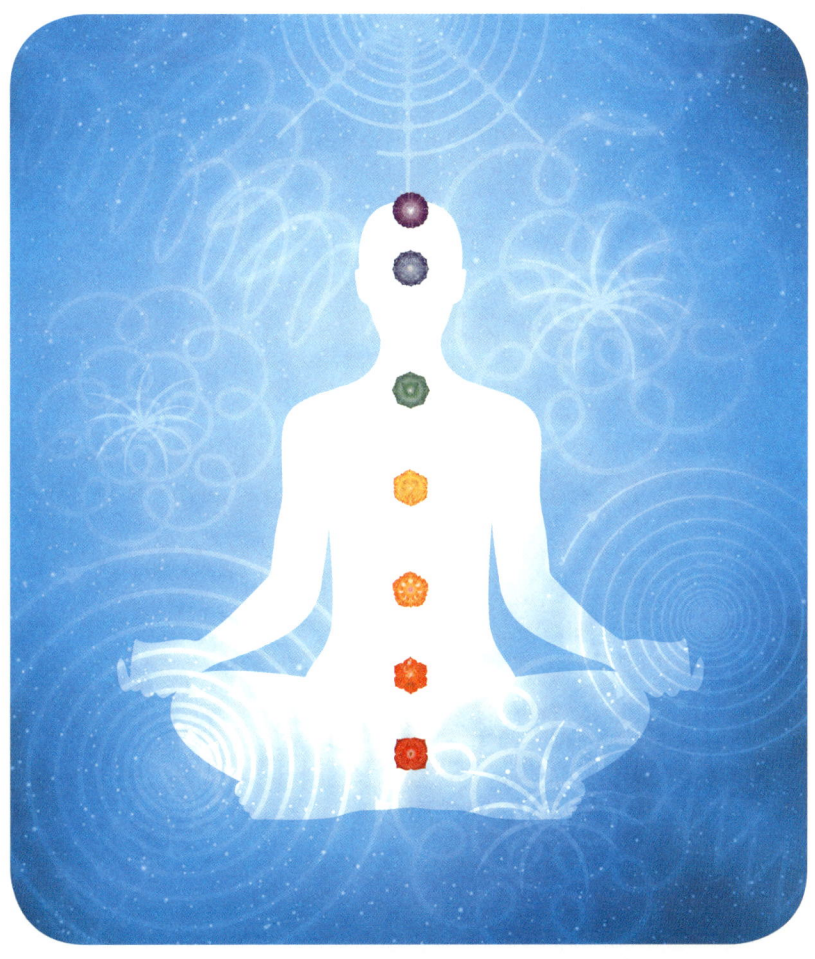

한문화

머리말

내 몸속의 태양을 빛나게 하자

내가 사는 아리조나 세도나에는 사막의 뜨거운 태양 아래 강인한 생명력을 내뿜으며 자라는 많은 들꽃과 산야초들이 있다. 그 중에서도 요즘 나는 세이지의 매력에 흠뻑 빠져 있다. 세이지 한 잎을 입에 넣고 오래 씹으면 몸이 따뜻해지고 머리가 맑아진다. 세이지 잎의 향기와 생명력이 나의 혈관을 따라 돌며 온몸에 활력을 불어넣는 듯하다. 내 몸과 세이지가 만나서 일으키는 변화를 생생하게 느끼며 나는 새삼 감탄한다. 무엇이 이 산야초를 세이지이게 하는가? 부드러운 세이지 잎의 감촉과 잎 뒷면을 가득 덮은 하얀 솜털들과 이 상쾌한 향기는 어디에서 오는가?

세이지를 세이지이게 하는 힘은 태양이 하루도 거르지 않고 매일 뜨고 지게 하는 힘, 내가 별다른 노력을 하지 않아도 저절로 내 심장을 뛰게 하는 힘, 연어가 산란을 위해 몸이 부서지도록 강물을 거슬러 올라가도록 하는 힘과 다르지 않다. 이 모든 힘은 결국 같은 근원에서 나온 것이다.

　세이지 한 잎에도 완전한 모습으로 깃들어 있는 타오의 숨결, 이 대자연의 힘과 생명력은 존재하는 모든 것에 지속성과 안정성을 부여하며 전체가 조화와 균형을 유지하도록 해준다. 이 힘은 생명체가 균형을 잃어버려서 아플 때는 균형을 회복하여 건강한 상태로 되돌리는 자연치유력이라는 모습으로 나타난다.

　이 책은 바로 이 위대한 생명의 복원력, 자연치유력을 어떻게 활용하여 더 건강하고 행복하고 의미 있는 삶을 살아갈 것인가에 대한 나의 제안을 담은 것이다.

무엇이 자연치유력을 방해하는가?

의술은 점점 더 발달하고, 병원과 의사와 약은 늘어나지만, 우리 주위에는 아픈 사람이 점점 더 많아지고 있다. 우리는 그 어느 때보다 많은 정보를 더 빠르고 쉽게 얻을 수 있는 세상에 살면서 매일 무엇인가를 배우고 있다.

　우리의 소유물과 지식은 점점 늘어나는데, 우리는 우리 안에, 그리고 존재하는 모든 것에 깃들어 있는 이 위대한 생명력과의 연결을 점점 잃어가고 있다. 이 생명력은 세이지를 세이지이게 하는 힘, 인간을 인간답게 하는 힘, 우리 한 사람 한 사람이 자신의 가치를 실현하고 진정한 자기다움을 발현할 수 있게 하는 힘이다.

이 힘과의 연결을 잃는 것은 곧 우리 자신과의 연결을 잃는 것이다. 이 연결을 잃어버리면서 우리는 점차 건강한 생활리듬과 자기조절능력을 상실하게 되었다. 그 결과 우리 안의 자연치유력을 존중하고 의지하며 스스로 건강을 지키고 회복하기 위해 노력하기보다는 모든 것을 병원과 약에 의존하게 되었다.

이러한 경향은 우리의 개인적인 삶뿐만 아니라 사회와 지구 전체에 퍼져 있다. 만물 속을 흐르고 만물을 연결하는 이 생명력과의 관계가 약화되면서 다른 사람들과의 관계도 피상적으로 되고, 서로 돕고 보호하기보다는 서로 경쟁하고 다투게 되었다.

자연과의 관계 또한 마찬가지다. 지금 자연환경이 이렇게 무참하게 망가지고 있는 까닭은 우리가 우리 안의 생명력과의 연결이 약해진 나머지 다른 생명들 그리고 우리 삶의 기반인 지구와 공감하는 능력을 너무나 크게 상실했기 때문이다.

감사한 일은 우리의 생활방식과 사고방식이 우리와 생명력과의 연결을 점차 약화시켜왔음에도 불구하고, 그 생명력 자체는 여전히 완벽하게 존재하고 있다는 것이다. 우리 몸 안에는 생명이 자신의 최적의 상태를 유지하고 자신의 가치를 완전하게 표현하도록 지원해 주는 시스템이 이미 갖추어져 있다. 그것만 방해하지 않으면 건강은 당연하고 자연스러운 현상으로 나타난다. 건강은 생명의 가장 자연스러운 상태이기 때문에, 균형을 잃어버린 육체는 다시 건강한 상태로 돌아가고 싶어 한다.

이 위대한 생명력과의 연결을 복원하는 것, 자연치유력의 회복은 단순히 육체적으로 더 건강해진다는 뜻만은 아니다. 이것은 우리의 가장 자연스럽고 순수한 본질을 회복하는 것이며, 가장 근원적인 의미에서 인간의 참다운 본성, 즉 인성을 되찾는 것이다. 만물에 균형과 조화를 가져다주는 이 절대적인 힘과 다시 연결될 때, 우리 안에서 조화와 균형의 감각, 만물을 위하고 살리는 좋은 성품과 바른 판단능력이 되살아난다.

과체중, 심인성 질환, 각종 성인병과 같은 개인적인 문제부터 전 지구적인 환경위기나 정치적·종교적 갈등을 해결하고, 정말로 평화롭고 지속가능한 세계를 창조할 수 있는 열쇠가 이 위대한 생명력과의 연결을 복원하는 것, 구체적으로는 자연치유력의 회복과 인성의 회복에 있다고 나는 믿는다. 그리고 이와 같은 일은 사회제도나 권위 있는 전문가가 해줄 수 있는 일이 아니라, 우리 한 사람 한 사람 안에서 일어나야 한다고 믿는다.

솔라바디가 된다는 것은?

나는 이 책에서 '솔라바디'라는 새로운 개념을 제시했다. 솔라바디는 자연치유력을 회복하여 스스로 빛나는 태양처럼 자신의 건강과 행복을 스스로 창조하는 사람을 말한다. 또 솔라바디는 자신의 빛으로 수많은 생명체를 살아 있게 하는 태양처럼, 다른 사람들이 솔라바디가 되도록 돕는 사람을 말한다.

솔라바디는 내게 영감처럼 떠오른 말이지만 내가 몸과 마음이 밝고 건강한 사람을 태양에 비유하는 데에는 이유가 있다. 태양은 지구상의 모든 생명체가 살아갈 수 있는 가장 근원적이면서도 필수적인 에너지원이다. 태양의 햇빛은 땅과 바다를 데우고, 대기의 온도차가 생기게 해 바람을 만들고, 물을 순환시키는 물리적인 일을 할 뿐만 아니라 생명 에너지가 되어 모든 생명체를 존재하고 성장하게 만든다. 태양 에너지는 공기처럼 아무런 대가를 지불하지 않아도 쉽게 취할 수 있기 때문에 우리는 그 가치를 잘 느끼지 못하지만 태양 없는 인간과 지구는 상상조차 할 수 없다.

태양계의 모든 천체들 중에서 스스로 빛과 열을 내는 유일한 항성이 태양이다. 솔라바디가 된다는 것은 태양처럼 자신 안의 무한한 에너지를 스스로 작동시키고 조절할 수 있는 사람, 즉 전문가나 시스템에 의존하는 것이 아니라 스스로 자신의 몸과 마음에 활력이 넘치게 하는 법을 알고 그것을 꾸준하게 실천하는 사람이 된다는 의미를 담고 있다. 솔라바디는 인간의 몸과 정신에 대한 나의 오랜 탐구를 바탕으로 내가 생각하는 가장 이상적인 몸, 가장 이상적인 인간상을 제시하는 것이기도 하다.

이 세상을 살아가는 데 태양의 빛보다 고마운 존재도 없을 것이다. 하지만 우리는 빛에 대해 잘 알지 못한다. 참 우연하게도 내가 이 책을 쓰고 있던 중에 UN이 2015년을 세계 '빛의 해'로 정했다는 소식을 들었다. 인류의 복지와 지속가능한 세계를 위해 빛에 관한 중요한 과학적 이론과 발견들을 알리고, 빛에 관한 지식과 기술들을 폭넓게 활용하기 위한 취지라고 한다. 그런데 나는 여기에 더해 빛의 해를 더욱 의미 있게 할 새로운 차원의 빛이 필요하다고 생각한다. 그것은 인류가 지금까지 다루어온 물리적이고 지적인 빛을 넘어서 있는, 지식이나 기술로 측정할 수 없는 인간이 가진 본래의 밝고 따뜻한 마음이다. 모든 사람들의 가슴 속에 있는 이 빛이 밝아질 때 현재의 과학기술 문명을 넘어서 영적인 각성에 바탕을 둔 새로운 차원의 성숙한 문명, 새로운 밝음의 세계로 인류를 안내할 수 있을 것이다.

사실 자연치유력을 회복하여 솔라바디가 되는 데는 어렵고 복잡한 기술이나 대단한 노력이 드는 것이 아니다. 솔라바디의 목표는 놀라운 근육질 몸매 또는 패션모델이나 가짐직한 잘록한 허리를 만드는 것이 아니라, 우리 안에 이미 완벽하게 존재하는 균형과 조화의 감각을 되살려내는 것이기 때문이다.

자연치유력의 비밀은 체온, 호흡, 마음

내가 이 책에서 강조하는 자연치유력의 비밀은 바로 체온, 호흡, 마음, 이 3가지 요소의 결합에 있다. 마음을 집중하여 자신의 체온을 느끼고 호흡을 관찰하면, 몸이 따뜻해지고 머리는 시원하며 아랫배는 따뜻한 체온의 균형상태가 회복되며, 호흡은 자연스럽게 깊고 느려진다. 이 상태에서 우리 몸의 생명 에너지가 활성화되고 순환되며 자연치유력이 가장 잘 발휘된다.

나는 이 책에서 자연치유력을 극대화하는 아주 간단하고 강력한 명상법과 운동법을 '솔라바디 메소드'라는 이름으로 소개하였다. 솔라바디 메소드는 햇빛을 통해 솔라에너지를 직접 받는 햇빛 명상, 햇빛 없이 의식의 집중을 통해 자연치유력을 높이는 솔라에너지 회로 명상, 동작을 통해 체온을 높이고 최적의 에너지 균형을 회복하는 솔라바디 운동법으로 이루어져 있다. 얼핏 보면 저런 명상법과 동작이 어떤 효과가 있을까 싶을 정도로 간단해 보이지만 실제로 따라해 보면 그 강력한 효과에 놀라게 될 것이다.

나는 평생을 몸과 마음의 건강을 회복하고 뇌의 잠재력을 계발하고 활용하는 방법을 연구해 많은 사람들에게 전달해왔다. 솔라바디 메소드는 지난 35년 동안 전세계 수백만 명의 사람들이 체험하여 큰 효과를 본 것들 중에서 자연치유력 회복의 원리를 가장 잘 집약하고 있으며, 가장 단순하면서도 효과적이라고 판명된 명상법과 운동을 선별한 것이다.

솔라바디 메소드 중에서도 그 핵심은 솔라에너지 회로 명상이다. 이것은 시간과 장소에 구애받지 않고 가장 빠르고 강력하게 솔라에너지를 충전하고 자연치유력을 극대화할 수 있는 방법이다. 솔라에너지는 태양으로부터 직접적으로 오는 에너지를 의미하면서 동시에 무한하고 완전한 우주의 에너지, 우주의 대생명력을 뜻하는 것이기도 하다. 우주의 대생명력에 대한 절대적인 신뢰 속에서 무한한 우주의 에너지를 받아들이고, 그 에너지가 자신의 몸과 마음에 완전하게 작용하도록 스스로를 활짝 여는 솔라에너지 회로 명상은 솔라바디 메소드의 정수를 담고 있다.

솔라바디 메소드를 생활화하다 보면 자신의 몸에, 더 근본적으로는 자기 자신에게 집중하는 힘이 커진다. 외부로 향해 있던 의식이 자신의 내면을 향하게 되면서, 잃어버린 균형감각과 자기조절 능력이 되살아나고 자신의 생각, 감정, 습관 등을 관찰하고 성찰하는 힘이 커진다. 이렇게 자신과의 소통이 깊어지고, 관찰과 선택의 힘이 향상되면 단순히 건강상의 문제만이 아니라, 인간관계나 자기계발 등 삶의 모든 영역에서 긍정적인 변화를 창조할 수 있는 힘이 생긴다.

솔라바디 메소드는 아주 간단하고 자연스럽기 때문에 누구나 그 효과를 체험하여 다른 사람들에게도 쉽게 전달할 수 있다. 많은 사람들이 쉽고 자연스러운 방식으로 자신의 건강을 유지할 수 있게 되면 사회 전체의 의료비를 절감하는 것은 물론 삶의 질을 개선하는 데 큰 도움을 줄 수 있다.

우리가 자연스러운 방식으로 자신의 건강을 지킬 수 있게 되면 그만큼 우리가 자연에 부과하는 스트레스도 줄어든다. 우리들 각자가 자신의 자연치유력을 회복하고, 다른 사람들도 그러한 상태가 되도록 돕는 것은 결과적으로 지구 자체의 자연치유력을 높여준다. 이것은 평화롭고 지속가능한 세계를 만드는 가장 부드러우면서도 가장 강력하고 근원적인 방식으로 우리 삶에 변화를 가져다 줄 것이다.

중요한 것은 이 모든 변화들을 아주 작은 것에서부터 시작할 수 있다는 것이다. 나는 당신에게 이 책에서 소개한 솔라바디 메소드를 우선 일주일만 체험해보라고 권하고 싶다. 하루에 10~30분 정도 시간을 내어, 솔라바디 명상법과 운동법을 따라해보라. 이처럼 간단해 보이는 명상법과 동작들이 당신의 몸과 마음에 얼마나 많은 긍정적인 변화를 일으키는지 놀라게 될 것이다. 나는 자신 있게 말할 수 있다. 왜냐하면 나 자신이 경험했고, 35년간 전 세계의 수많은 사람들이 이를 통해 삶의 근본적인 변화를 체험했기 때문이다.

  솔라바디 메소드로 당신의 몸과 마음에 잠재한 무한한 생명력을 일깨우고 활력과 열정, 의미가 넘치는 멋진 삶을 살기 바란다. 그리고 이 책을 통해 당신의 건강과 행복과 평화는 당신 자신에게 달려 있다는, 단순하지만 강력한 진실을 온몸으로 체험할 수 있기를 바란다.

2015년 봄
세도나에서 일지 이승헌

차례

머리말 내 몸속의 태양을 빛나게 하자   4

1장 자연치유력을 회복하라

- 건강한 것이 정상이다   18
- 자연치유력을 다시 생각한다   24
- 스트레스 모드를 끄고 힐링 모드를 켜라   33
- 체온을 느껴라   42
- 호흡을 조절하라   56
- 마음으로 관찰하라   64

2장 솔라바디 메소드

- 솔라바디란 무엇인가?   76
- 솔라바디 메소드   82
    - 솔라바디 메소드1 햇빛 명상   86
    - 솔라바디 메소드2 솔라에너지 회로 명상   94
    - 나의 솔라에너지 회로 이야기   98
    - 솔라에너지 회로가 일으키는 현상   100

솔라에너지 회로 명상에 들어가기 전에　103
단계별 솔라에너지 12회로 명상　109
솔라에너지 회로 명상의 응용과 확장　141
솔라바디 메소드3 솔라바디 운동법　145
접시돌리기　147
발끝치기　153
뇌파진동(도리도리 뇌운동)　156

 ## 솔라바디로 살아가기

- 당신 안의 완전한 감각을 회복하라　168
- 당신 안의 태양을 찾아라　173
- 내가 아는 어느 솔라바디의 이야기　177
- 변화의 시작이 돼라　181

솔라바디 메소드를 동영상으로 체험할 수 있는 곳　187
부록1 솔라에너지 12회로 따라 그리기　188
부록2 솔라에너지 12회로 카드 사용법　192

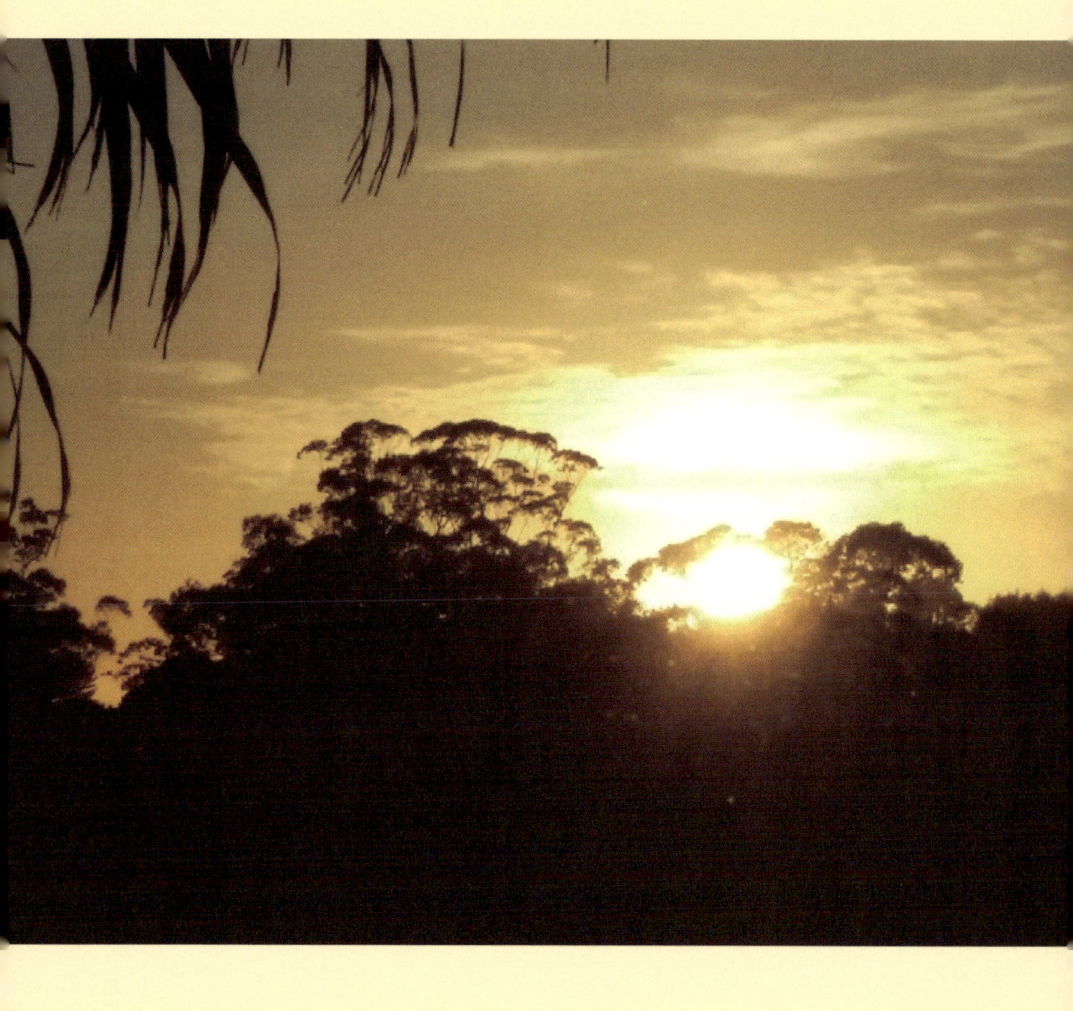

SOLAR BODY

자연치유력을 회복하라

건강한 것이 정상이다

자연스러운 방식으로 건강해지기

전세계를 돌아다니면서 내가 개발한 심신건강법을 교육하고 강의하는 일을 하다보니 실제로 몸과 마음이 아픈 사람들을 많이 만나게 된다. 또 오랜 질병과 마음의 고통으로 고생하다가 기적적으로 치유가 된 사람들도 많이 본다. 그리고 이 과정에서 몸과 마음의 건강이 우리 삶의 질에 얼마나 중요한 토대인지를 뼈저리게 느꼈다. 건강을 잃으면 인생에서 얻은 다른 좋은 것들도 쉽게 빛을 잃는다.

과학기술과 현대의학의 발달로 우리의 생활은 참으로 편리해졌고 평균수명도 늘어났다. 하지만 모두가 느끼고 있듯이 우리의 건강과 행복이 그에 비례해서 늘어난 것 같지는 않다. 병원과 의사는 점점 늘어나고 효과가 좋다고 선전하는 신약도 계속 개발되는데, 왜 우리 주위에는 아픈 사람이 더 많아지는 것일까?

통계에 따르면, 미국인의 70%가 건강상의 문제로 약을 복용하고 있다고 한다. 다시 말해 국민의 70%가 아프다. 미국은 의료비가 국내총생산(GDP)의 17%나 되고, 의료비 지출이 정부 지출에서 가장 큰 비중을 차지한다. 28%로 국방비보다 더 많다. 연간 1인당 의료비는 비슷한 생활 수준인 경제협력개발기구(OECD) 회원국들에 비해 거의 3배 가까이 지출하면서도 유아 사망률, 평균 수명, 비만율, 암 발병률 등 여러가지 주요 건강 지표에서 거의 최하위 수준의 성적을 보여주고 있다. 비용과 효과라는 측면에서 매우 비효율적인 시스템인 셈이다. 이러한 고비용 구조로 인해, 가계 의료비 부담이 개인 파산 신청의 가장 중요한 원인 중 하나가 되고 있다.

이러한 비효율성의 원인을 보여주는 주요 지표 중 두 가지는 1인당 약 소비량과 의료적 처치에 동원되는 첨단 진단 장비의 숫자이다. 1년에 전세계에서 소비되는 약은 약 6천억 불 정도인데, 이 중에 절반인 3천억 불 정도가 미국에서 소비된다. 미국의 인구는 약 3억 명으로, 세계 인구의 5%가 채 되지 않는다. 5%가 안 되는 인구가 전세계 약 소비량 중 50%를 사용하는 것이다. 대표적인 첨단 진단 장비인 자기공명영상(MRI)의 경우 OECD 평균은 인구 1백만 명당 13대인데, 미국은 거의 세 배인 37대를 사용한다.

이처럼 과도한 약의 남용과 첨단 진단 장비의 사용이 고비용 구조의 중요한 원인이 되고 있다. 이렇게 과도한 약 처방과 첨단 진단 장비 사용은, 환자의 이익보다는 의약업계의 사업적인 이익과 위험 책임에 관련된 소송으로부터 스스로를 보호하기 위해서 이루어지고 있다. 이것은 이미 잘 알려진 불편한 진실이다.

현재 우리 주위에는 아프고 두려움에 차 있고, 절망에 빠진 사람들이 많다. 이 조건들은 서로 밀접하게 연관되어 있다. 아픈데 치료할 돈이 없다는 것이 두려움 중의 큰 부분을 차지하고, 그러한 삶의 조건이 앞으로도 크게 달라질 가능성이 없다는 것이 절망 중의 큰 부분을 차지한다.

지난 1백 년 사이에 전반적인 생활수준이 크게 향상되었는데도, 주위에 아픈 사람이 더 많아지고, 우리가 건강에 대해 점점 더 많이 염려하고 있다는 것은 안타까운 아이러니이다. 하지만 나쁜 소식만 있는 것은 아니다. 반가운 것은 많은 사람들이 건강에 대해 보다 진지하고 근본적인 관심을 갖기 시작했다는 것이다. 그리고 우리가 개인의 건강을 유지하고 관리하는 방식, 질병을 치유하는 방식에 대해 '이것이 과연 최선인가?'라는 의문을 가지며 적극적으로 대안을 찾기 시작했다는 것이다.

더욱 좋은 소식은 매우 단순하고 자연스러운 방식으로 건강을 회복하고 유지할 수 있는 방법이 있다는 사실이다. 특별한 무엇인가를 먹거나 마시는 것도 아니고, 특별한 시술을 받는 것도 아니며, 특정한 장소를 찾아가야 하는 것도 아니다. 자신의 몸을 느끼고, 숨을 쉬고, 걷고, 기지개를 펴고, 몸을 흔들고 두드리는 것과 같은 우리가 늘 하는 동작들 속에 우리 몸을 건강하고 활력있게 하는 열쇠가 숨어 있다. 또한 매일 우리가 접하는 태양 에너지와 같은 자연 속에 그 비밀이 숨어 있다. 이 책의 목적은 당신의 몸속에 숨어 있는 그 열쇠를 당신 손에 쥐여주고, 그 놀랍도록 단순한 비밀을 당신에게 정확히 알려주는 데 있다.

점점 더 많은 의료비가 지출되는데 전체적인 건강 수준은 점점 더 악화되어 가는 상황에서, 비용이 거의 안 드는 자연스러운 방식으로 스스로의 건강을 회복하고 유지할 수 있게 된다는 것은, 개인적인 차원에서뿐만 아니라 사회 전체적으로도 매우 큰 의미를 갖는다.

우리 몸은 건강을 원한다

모든 것이 고도로 전문화, 세분화되다 보니 건강도 예외가 아니다. 최첨단 장비나 신기술, 획기적인 약이 없으면 자신의 건강을 돌볼 수 없다고 생각하는 사람들이 많다. 이런 사고 방식을 지닌 사람들은 건강에 문제가 생기면 가장 먼저 외부에서 치료법을 찾으려 한다.

전문 의료장비가 우리 몸의 상태를 제대로 분석하고 진단하고 치료법까지 제공할 수 있을 것이라고 맹신하는 사람들도 많다. 복잡한 첨단 장비에 과도하게 의존하다 보니 우리는 몸의 섬세한 감각으로부터 점점 멀어지고 우리 몸의 자각능력이 얼마나 위대한지 잊어버렸다.

너무나 많은 사람들이 낯선 타인을 보듯 자신의 몸을 대한다. 자신의 몸이 보내는 신호에 둔감해지고 조절능력을 잃은 나머지 나쁜 생활습관으로 인해 건강이 망가지고 있다는 것을 알면서도 굳이 바꾸려 들지 않는다. 그러다가 되돌릴 수 없을 만큼 심각한 상태가 되면 병원과 약물에 의존한다.

그러다보니 건강은 고도의 훈련을 받은 전문가에게 매우 비싼 값을 주고 사야 하는 상품이 되어버렸다. 우리는 이것을 너무도 당연하게 받아들이고 별다른 의문을 제기하지도 않는다. 정말 건강은 그렇게 비싼 값을 치르고 전문가를 통해 얻어야만 하는 걸까?

우리가 눈을 조금만 돌려 보면 이것이 다른 생명체들에게서 볼 수 없는 아주 예외적인 현상이라는 것을 알 수 있다. 산의 나무는 의사가 몇이나 있으며 바다의 물고기는 어떤 병원을 다니는가? 왜 야생의 생명체들은 돌봐주는 이가 없는데도 더 건강한가?

우리 몸 안에는 생명이 자신의 최적의 상태를 유지하고 자신의 가치를 완전하게 표현하도록 지원해 주는 시스템이 이미 갖추어져 있다. 그것만 방해하지 않으면 건강은 당연하고 자연스러운 현상으로 나타난다. 건강은 생명의 가장 자연스러운 상태이기 때문에, 균형을 잃어버린 육체는 다시 건강한 상태로 돌아가고 싶어한다.

물론 의료 전문가의 도움이 필요한 심각한 상황일 때는 당연히 도움을 받아야 한다. 문제는 모든 것을 외부의 전문가를 통해서 해결하려는 과도한 의존적 태도이다. 건강은 평소에 스스로 챙겨야 한다. 자신의 몸에 진지한 관심을 기울이고 몸이 보내는 신호에 귀를 기울여야 한다. 우리 몸은 건강을 원하며 스스로 건강을 유지하는 힘이 있다는 것을 깊이 이해하고 그 힘에 순응하고 그 힘을 강화하는 방향으로 생활해야 한다.

우리 몸은 끊임없이 균형과 건강으로 돌아가도록 설계되어 있다. 그렇기 때문에 누구나 자기 스스로의 노력으로 최적의 건강을 누리며 살 수 있다. 많은 의사들이 병에 대해서는 잘 알지만, 건강에 대해서는 잘 모른다는 사실을 기억하라. 건강은 건강할 때 지켜야 하고, 자신의 건강에 책임을 질 수 있는 사람은 오직 자신뿐이다.

자연치유력을 다시 생각한다

균형을 되찾는 우리 몸의 놀라운 힘

가시에 찔리거나 날카로운 것에 베여서 상처가 나도 시간이 지나면 상처가 아물고 새살이 돋는다. 음식을 잘못 먹어서 탈이 나도 복통과 구토와 설사가 뒤섞인 고통스러운 시간이 지난 후 우리는 다시 음식을 먹을 수 있게 된다. 이러한 종류의 치유는 누구나 생활 속에서 흔히 경험하는 일이다.

이런 일상적인 사례들뿐만이 아니다. 때로는 암이나 백혈병과 같은 불치병을 가진 사람이 마음 자세나 생활습관을 완전히 바꾼 후 기적적으로 치유된 이야기들도 우리 주위에는 많이 있다. 이러한 일들이 가능한 이유는 우리 몸이 스스로를 치유하는 능력, 즉 자연치유력을 가지고 있기 때문이다. 우리 몸 안에는 자기 진단, 자기 회복, 재생의 메커니즘이 있다. 이 메커니즘은 균형이 깨어졌을 때 언제나 균형을 회복하기 위해 일할 만반의 준비가 되어 있다. 약이나 수술과 같은 의료적인 치료가 있건 없건 모든 질병이 낫는 궁극적인 원인은 바로 이 자연치유력에 있다. 의료적인 치료가 효과를 발휘하는 것도 내적인 자연치유 메커니즘이 작동한 덕분이다.

자연치유의 가장 흔한 예로 감기를 들 수 있다. 요즘은 사람들이 감기만 걸려도 주사를 맞고 약을 처방받는데, 사실 감기는 그렇게 해서 낫는 것이 아니다. 감기의 원인은 대부분 바이러스인데 감기 바이러스를 퇴치하는 약은 아직 없다. 처방해주는 약물은 해열제나 기침억제제 같은 것으로 감기의 증상을 완화해줄 뿐이다.

감기에 걸렸을 때 열이나 기침, 콧물이 나는 증상은 자연치유의 과정이다. 열이 나는 것은 면역력이 높아지는 과정이고 기침이나 콧물 같은 증상도 염증으로 생긴 분비물을 바깥으로 내보내는 현상이다. 우리 몸의 자연치유력에 의해서 대부분의 감기는 저절로 낫는다. 주사 맞고 약 먹어서 낫는 것이 아니다. 사실 감기에 걸렸을 때는 약을 먹기보다 몸을 따뜻하게 해주고 수분을 충분히 보충하며 휴식을 취하는 것이 더 낫다.

부주의로 손가락을 베였을 때도 우리 몸의 자연치유력은 여실히 실력을 발휘한다. 손가락에 상처가 나자마자 우리 몸에서는 통증을 느끼고 지혈에 들어간다. 그러면 몇 분 내로 혈소판의 작용으로 피가 멎는다. 그러고는 24시간 이내에 염증반응이 생긴다. 백혈구가 상처 부위에서 세균의 침입을 막고 이미 죽었거나 죽어가는 세포를 정리하기 위해 만드는 면역반응의 일종이다. 그 다음에는 새살이 돋고 새로운 혈관이 생긴다.

우리 몸에서 가장 단단한 조직인 뼈가 외상에 의해 부러졌을 때도 마찬가지다. 단순골절일 때는 부목만 잘 대어놓으면 몇 달 안에 뼈가 감쪽같이 붙는다. 뼈가 부러진 자리에 골세포들이 재생되어, 엑스레이에도 나오지 않을 정도로 정교하게 붙어버린다. 우리 몸의 자연치유력이 그 어떤 접착제보다 훌륭하게 골절을 회복시키는 것이다.

더욱 인상적인 것은 상실된 조직을 재생하는 간의 능력이다. 간은 대부분을 잘라내더라도, 남아 있는 조직이 정상이라면 몇 시간 안에 상실된 부분이 복구된다. 우리 몸은 끊임없이 가장 바깥쪽에 있는 피부를 떨어내고 있으며 그 바로 아래쪽에서는 끊임없이 새로운 피부가 만들어지고 있다. 창자의 모든 내벽도 매일 벗겨지고 새로운 내벽이 돋아나온다. 우리 몸의 재생능력은 그저 신비하고 놀라울 따름이다.

우리 몸의 안과 밖에는 건강한 균형 상태를 방해하는 요인들이 수도 없이 많다. 공기나 물속의 오염물질, 음식에 포함된 화학 약품이나 중금속, 여러가지 전자 기기에서 발생되는 고주파의 전자기파, 방사능, 태양에서 쏟아지는 자외선 등 우리는 여러 위험요소들에 늘 노출되어 있다.

우리 몸은 약 60조 개의 세포로 이루어져 있다. 이렇게 많은 세포들로 구성된 우리 몸 안에서는 1초에도 수천만 개의 세포가 죽고 새로 태어난다. 이때마다 이루어지는 유전자 복제의 과정 중 한 가지만 잘못되어도 이상 세포가 생겨날 수 있다. 이상 세포들이 방치되면 기형이 만들어지거나 암과 같은 종양이 될 수 있다.

암은 가장 치유가 어려운 병으로 여겨지지만 동시에 자연치유력의 존재를 가장 잘 보여주는 병이기도 하다. 건강한 보통 사람들의 몸에서도 매일 암세포가 생겨났다가 사라진다. 수많은 발암요소로 인해 하루에도 수백만 개씩의 이상 세포들이 만들어지지만, 이것이 암으로 발전하지 않는 이유는 우리 몸 내부의 자체 검역 기능에 의해 검색되고 제거되기 때문이다.

사실은 우리들 대부분이 암에 걸리지 않고 살고 있다는 것 자체가 강력한 자연치유력의 존재를 보여주는 것이다. 암에 관한 사실 중 많은 사람들이 오해하는 것은 암세포가 매우 생명력이 강하고 질긴 세포라고 생각하는 것이다. 사실은 그 반대이다. 암세포는 일반 세포보다 열 변화에도 약하고, pH변화에도 약하다. 일반 세포는 42도 정도까지도 견디지만 암세포는 38도만 되어도 파괴되기 시작한다. 체내의 건강한 세포는 약알칼리성을 띠지만 암세포는 산성 환경에서 잘 자라고, pH 7.5 이상의 환경에서는 견디지를 못한다. 암세포는 물리적으로나 화학적으로 일반 세포보다 훨씬 취약하다.

암치료가 어려운 근본적인 이유는, 암세포 자체가 강인하고 질긴 세포라서가 아니라, 암세포를 제거하는 가장 강력한 수단인 인체 내부의 자가 교정 시스템이 고장나 있기 때문이다. 즉 자연치유력이 약화되었기 때문이다. 암세포가 생겼다는 것 자체가 이미 암세포를 사전에 검색하고 제거하는 자연치유 기능이 정상적으로 작동하고 있지 않다는 것을 의미한다. 그렇기 때문에 자연치유력을 강화하지 않고서는 암에 대한 근원적인 치료를 기대하기 어렵다.

자연치유를 포함한 우리 몸에서 일어나는 모든 생명현상은 한마디로 경이롭다고 표현할 수밖에 없다. 세계 인구 전체를 합친 숫자보다 수만 배나 많은 세포들이 자발적으로 서로 조화를 이루며 모자란 것은 채우고, 넘치는 것은 덜어내며 완벽한 균형을 이루고 있다. 우리 몸에서 저절로 이루어지는 이러한 자연치유의 기능에 비해 우리가 자신의 건강을 위해 의식적으로 하는 노력은 알고 보면 정말로 보잘것없다.

자연치유력의 근원은 무엇인가?

우리 몸의 균형이 깨어졌을 때 원래의 균형 상태를 회복하려는 경향과 힘, 이 놀랍고 신비롭기까지 한 자연치유력은 어디에서 연유하는 것일까? 나는 이것이 세포나 DNA보다 훨씬 근원적인 데서 온다고 믿고 있다.

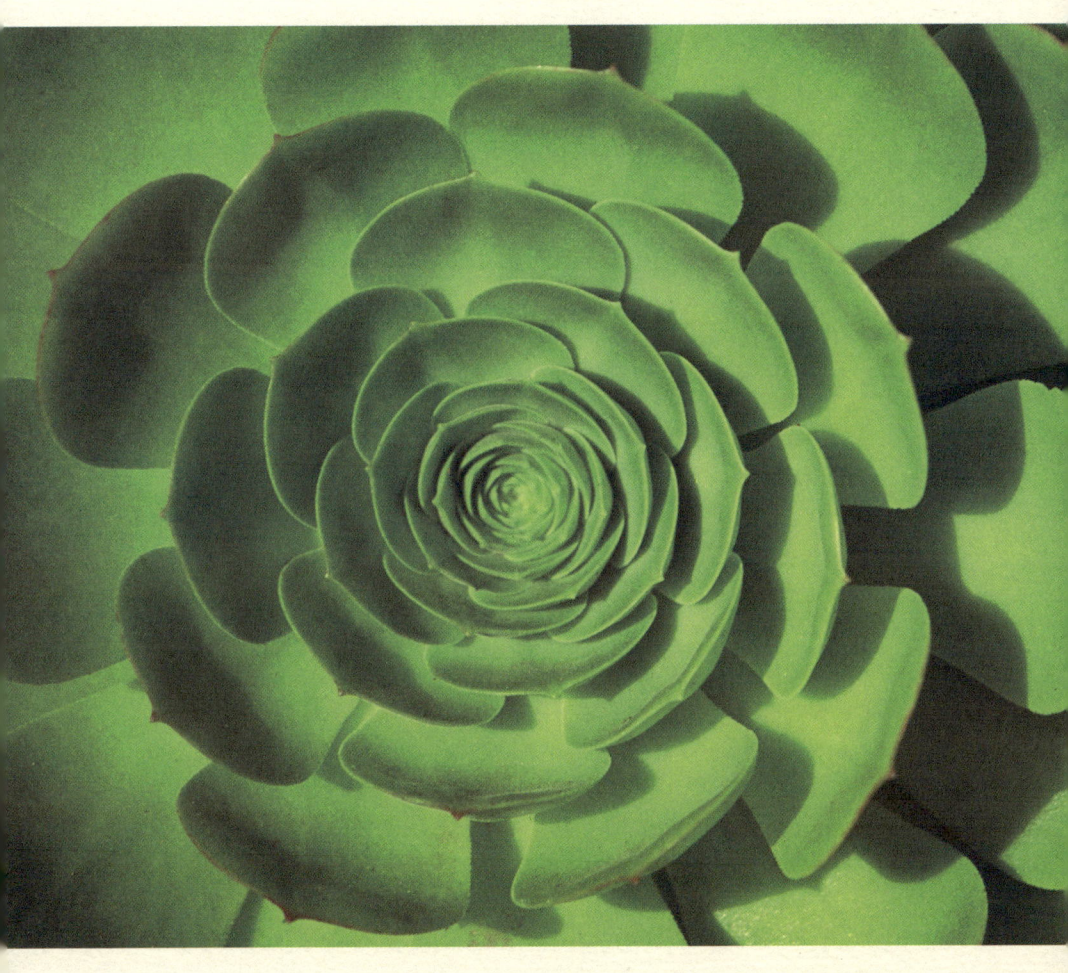

수십조의 세포들이 자발적으로 서로 조화를 이루며 모자란 것은 채우고,
넘치는 것은 덜어내며 완벽한 균형을 이룬다. 우리 몸에서 저절로 이루어지는
이러한 자연치유력은 경이롭다고 표현할 수밖에 없다.

현대 물리학에 따르면 존재하는 모든 것의 기본 속성이 가변성과 불확실성이라고 한다.

우주나 우리 몸이나 측량할 수 없을 정도로 작은 소립자들까지 모두 가변적이고 불확실하다고 한다. 모든 것이 그렇게 가변적이고 불확실하다면, 어떻게 우리 몸이 이렇게 지속적이고 안정적인 상태를 유지하고 있는 것일까?

이렇게 생각해 보면, 사실은 우리 몸이 이렇게 유지되고 있다는 것, 내가 잠자고 있는 동안에도 숨이 쉬어지고 있다는 것, 나의 체온과 심장박동수가 항상 일정한 범위 내에서 이루어진다는 것 자체가 정말로 기적적인 일이다. 잘나고 못나고 할 것 없이 모든 존재가 다 잘 되기를 바라는 지극한 마음, 지극한 선의나 절대적 사랑이라고밖에 표현할 수 없는, 우리가 아직 알지 못하는 어떤 강력한 힘이 이 우주 전체에 지속성과 안정성을 부여하고 있는 것처럼 보인다. 이 지속성과 안정성에 힘입어 모든 생명, 모든 사물은 각자가 가진 잠재적인 가치를 실현하고 새로운 가능성을 창조할 수 있는 기회를 갖는다.

보통 자연치유력을 면역력과 동일하게 취급하기도 하지만, 사실 자연치유력의 근원은 그보다 훨씬 깊은 곳에 존재한다. 존재하는 모든 것에 지속성과 안정성을 부여하고, 전체가 조화와 균형을 유지하도록 해주는 이 힘이 자연치유력의 근원이다.

그러한 의미에서 우리가 자연치유력을 믿는 것은 단순히 내 몸의 튼튼함을 믿는 것이 아니다. 그보다 훨씬 깊은 의미에서, 어떤 의미에서는 종교적 귀의라고도 할 수 있을 만한 진지함으로, 자연의 선의를 믿고 의지하는 것이다. 싸우고 쟁취하려는 노력이 아니라 엄마 품에 안겨 잠든 아기와 같이 모든 것을 믿고 맡기는 마음을 갖는 것, 이것이 치유의 시작이다.

내 몸에서 저절로 치유가 일어나도록 하는 이 힘은 지구가 태양과의 일정한 거리를 유지한 채 태양 주위를 돌게 하는 힘, 물이 높은 곳에서 낮은 곳으로 흐르게 하는 힘, 산란을 위해 몸이 부서지도록 강물을 거슬러 올라가는 연어의 힘, 손가락 한 마디보다 작은 몸에 감긴 눈으로 한없이 멀기만 한 어미의 배를 기어올라 젖이 있는 아기자루로 들어가는 새끼 캥거루의 힘과 분리되어 있지 않다. 모든 것을 역동적인 운동 속에서도 균형과 질서와 조화를 유지하도록 하고, 그렇게 함으로써 무한한 변화의 가능성 속에서도 지속성과 안정성을 유지하도록 하는 이 힘은 하나의 미립자에서 우주 전체에 이르기까지 존재하는 모든 것을 관통하고 연결시켜 주고 있다.

자연치유력의 회복은 단순히 육체적으로 더 건강해지는 것만을 의미하는 것이 아니라, 우리의 자연스럽고 순수한 본질을 회복하는 것을 의미한다. 이것은 조화의 감각 혹은 자재율이라고 표현할 수 있는, 생각하고 의도하지 않아도 자신과 전체에게 이로운 바르고 좋은 선택을 할 수 있는 감각과 판단 능력을 되찾는 것이다.

이것은 불확실성을 갖고 요동하는 입자들이 모여 이렇듯 섬세하면서도 웅장한 질서와 조화를 이루게 하는 힘과의 연결을 되찾는 것이다. 더 근본적으로 이것은 내가 본래 무엇인지를 알게 되는 것이다. 생성하고 소멸하는 끊임없는 변화와 불확실성 속에, 의연히 존재하는 영원한 자신의 본질을 발견하는 것이다. 가장 근원적인 의미에서 자연치유력의 회복은 인간의 인간다움, 인간의 참다운 본성을 되찾는 것이다.

스트레스 모드를 끄고 힐링 모드를 켜라

무엇이 자연치유력에 브레이크를 거는가?

모든 사람들이 자연치유력을 가지고 있다면 왜 우리 주위에 아픈 사람들이 그렇게 많은 걸까? 감기나 가벼운 외상처럼 일시적이고 심각하지 않은 몸의 이상은 인간생활의 자연스러운 일부분이다. 하지만 만성적이고 정도가 심각하여 일상적인 삶조차 위협받는 사람들이 너무나 많다. 안타깝게도 그런 사람들이 점점 늘어나고 있다.

우리 몸의 자연치유력이 제대로 작동하지 않아 자기진단, 자기회복, 자기재생의 메커니즘이 망가져서 만성적인 질병에 시달리는 것이라면, 과연 무엇이 자연치유력을 제대로 발휘할 수 없도록 막는 것일까? 어떻게 하면 자연치유력에 걸린 브레이크를 풀고 건강과 삶의 활력을 되찾을 수 있을까?

스트레스가 만병의 근원이라는 말이 있다. 자연치유력과 관련해서도 예외가 아니다. 만성적인 스트레스, 이것이 자연치유력을 방해하는 제일 강력한 브레이크다.

우리 몸의 스트레스 반응은 자율신경에 의해 조절된다. 자율신경은 뇌간에서부터 척수를 통해 우리 몸의 모든 주요 장기와 연결되어 있다. 숨쉬고 잠자고 소화하고 심장이 뛰고 체온이 올라가고 내려가는 모든 생명기능들이 자율신경에 의해 조절되고 관리되어 우리 몸의 항상성 유지를 돕는다. 자율신경은 우리 몸 내부의 안정과 균형을 유지하는 열쇠라고 할 수 있다.

모든 생명의 가장 중요한 일차적 동기는 생존, 즉 살아남는 것이다. 생존본능은 생명에 내장된 프로그램 중 가장 강력하고 질기고 오래된 프로그램이다. 생존을 위해서는 사고로 죽지 않아야 하고, 병으로 죽지 않아야 한다. 사고와 병은 생명에 대한 가장 큰 위협 요소이다.

둘다 생명을 위협하긴 마찬가지인데 서로 다른 대응 방식이 필요하다. 사고로 죽지 않기 위해서는 예기치 않은 위험에 대한 민첩하고 효과적인 응급 대응이 필요하고, 병으로 죽지 않기 위해서는 병원체에 저항할 수 있도록 생명기능이 튼튼하게 유지되어야 하며, 병원체에 대한 지속적이고 꾸준한 대응이 필요하다.

우리 몸의 자율신경은 이 두가지 위험에 효과적으로 대응하기 위해 성격이 상반되면서 서로 보완적인 기능을 하는 두 가지 하위 시스템을 가지고 있는데, 한 쪽을 교감신경이라고 하고 다른 한 쪽을 부교감신경이라고 한다. 자율신경 중 예기치 않은 위험에 대한 응급 대응을 담당하는 교감신경은 사고로 죽지 않도록 우리를 도와주고, 휴식과 충전과 치유를 담당하는 부교감신경은 우리가 병으로 죽지 않도록 도와 준다고 할 수 있다. 자율신경의 두 가지 하위 시스템의 협력 관계는 그야말로 신의 배려라고 할 수 있는 완벽한 조화를 보여 준다. 그리고 이 협력 시스템은 4백만 년 전 인류의 첫 조상들에게서나 오늘날의 인류에게서나 똑같이 작용하고 있다.

교감신경은 우리를 흥분시키고, 부교감신경은 이완하게 한다. 교감신경은 특히 위기 상황에서 도망 혹은 싸움이라는 형태로 위험에 대응하게 한다. 부교감신경은 몸을 쉬게 하고, 소화를 통해 에너지를 보충하며, 독소를 배출하고 손상된 부분을 보수하는 역할을 담당한다. 이 두 가지의 협력과 균형에 의해 우리 몸은 생명활동을 안전하게 장기적으로 유지할 수 있다.

점점 더 많은 사람들이 아프고, 만성 질환이 늘어가는 이유 중의 하나는 자율신경 시스템이 약화되었거나, 고장이 나서가 아니라 여전히 완벽하게 작동하기 때문이다. 좀더 구체적으로는, 장기간 지속되는 스트레스를 안고 사는 우리의 현재 삶의 방식이 교감신경과 부교감신경이 협력하는 방식과 잘 맞지 않아서이다.

교감신경과 부교감신경은 마치 시소와 같은 관계라서 한 쪽이 강해지면 다른 한 쪽은 약해짐으로써 균형을 맞추며 상호작용을 한다. 우리가 상황을 위기로 인식해서 스트레스 반응을 일으키면 교감신경이 주도권을 갖고 우리의 몸과 뇌를 조절하게 되고, 부교감신경이 관장하는 기능들은 약해지거나 일시적으로 중단이 된다. 당장 위기 상황에 응급 대응을 해야 하기 때문에, 휴식이나 소화, 해독과 치유 등 좀 더 여유 있을 때 할 수 있는 기능들은 잠시 접어두는 것이다. 당장 목숨을 부지하지 못하면, 소화도 치유도 휴식도 아무런 의미가 없어지기 때문이다.

위기상황에 닥치면 교감신경이 흥분하여 우리 몸에서는 순식간에 다음과 같은 스트레스 반응이 일어난다. 싸움이나 도망에 유리하도록 소화기 등 내장기관에서 피가 빠져 나와서 팔과 다리의 큰 근육에 집중된다. 사고하고 분석·종합하고 판단을 하는 대뇌피질의 활동이 정지된다. 근육에 에너지를 공급하기 위해 간에서 당이 분비되어 혈액이 고혈당 상태가 되며, 피가 쉽게 굳도록 피가 끈적끈적해진다. 또한 빠른 혈액 공급을 위해 심장 박동이 빨라지고 혈압이 올라간다. 다시 말하면, 일시적으로 고혈압, 당뇨, 심장병, 동맥 경화, 지각장애, 소화불량 상태가 만들어진다. 이것은 위기대응에 필요한 폭발적인 행동을 위한 엄청난 잠재적 에너지가 몸속에 만들어지는 것을 의미한다. 이 잠재적 에너지는 만약 행동을 통해서 방출되지 않으면 그 파괴력이 내부로 돌려져서 세포와 조직과 장기를 손상시키게 된다.

보통 자연 상태에서의 동물들은 이러한 교감신경 우위의 상태는 문제가 되지 않는다. 왜냐하면 가족들의 끼니를 찾는 암사자에게 쫓기는 임팔라의 경우, 교감신경이 극도로 항진된 이러한 상태는 길어봐야 3분 정도밖에 유지되지 않기 때문이다. 사자는 3분 이상 최고 속도로 달리지 못하기 때문에, 임팔라의 도망은 살든 죽든 3분 내에 결판이 난다. 만약 임팔라가 3분 이상만 사자보다 빨리 달린다면, 임팔라는 살아남고 생존을 위협하는 스트레스 상황은 종료되고, 교감신경 우위의 상태는 부교감신경 우위의 상태로 바뀐다. 3분 동안을 필사적으로 달리는 동안 스트레스 반응을 통해서 만들어진 폭발적인 에너지가 모두 방출되기 때문에, 임팔라의 생리적 기능들은 이 파괴적인 에너지의 영향을 받지 않고 안전하게 보호가 된다.

이와 같이 자연 상태에 있는 건강한 생명체의 경우, 대부분의 시간 동안 부교감신경 우위의 상태를 유지하고, 비상 상태와 같이 필요한 때만 일시적으로 교감신경 우위의 상태가 되는 것이 정상이다. 그런데 사람의 경우는 상황이 다르다.

우리는 물리적으로 위협이 존재하지 않는 상태에서도 기억이나 생각이나 상상과 같은 마음의 능력을 통해서 쉽없이 스트레스를 만들어 내기 때문이다. 그래서 위기 상황에 대응하기 위한 교감신경의 불이 항상 켜진 상태가 되고, 부교감신경은 억제된 상태가 지속된다. 짧은 시간 동안 일시적으로 교감신경이 흥분상태에 있는 것은 큰 문제가 되지 않는다. 그러나 오래 지속되면 우리 몸은 에너지를 충전하고, 독소를 제거하며, 손상된 부분을 복구할 여유를 가질 수 없게 된다. 동시에 스트레스 반응을 통해 생성된 폭발적인 에너지가 내부로 향하면서 세포와 조직과 장기가 손상된다. 동시에 스트레스 반응이 요구하는 이같은 에너지를 계속 공급할 수 없기 때문에, 결국 에너지는 고갈되고 신경, 장기, 근육이 피로해져 혈액순환이 저하되고 자율신경에 문제를 일으켜 면역력이 떨어지고 내분비 기능이 교란된다. 한 마디로 건강의 핵심인 균형이 깨지고 몸이 조절능력을 상실하게 되는 것이다.

비유하자면 이것은 마치 브레이크를 밟은 채 가속 페달을 밟는 것과 같고, 자동차를 유지 보수하지 않은 채 계속 운전하는 것과 같다. 엔진이 만들어내는 동력은 차를 움직이는 데 쓰이지 않고 차체를 손상시키는 데 사용된다. 계속 손상이 되는데 적절한 보수를 때맞추어 해주지 않음으로써, 처음에는 볼트와 너트가 몇 개씩 빠지다가, 차에서 덜덜거리는 소리가 나고, 오일이나 냉각수가 새기도 하고, 벨트도 끊어지고, 결국에는 운전 불능 상태가 되어버린다. 그것이 우리 몸에서는 질병이라는 형태로 나타나는 것이다.

스트레스 반응은 위기상황에 처했을 때 외부의 위협에서 몸을 보호하기 위해 꼭 필요한 것이지만, 그 상태가 오래 지속되면 문제가 된다. 스트레스가 만병의 근원이라고 하는 까닭은 스트레스 반응이 우리 몸의 자연치유력이 작용하는 데 가장 중요한 역할을 하는 자율신경의 부교감신경을 억제함으로써 자율신경 전체가 균형

있게 작동하지 못하도록 하기 때문이다. 이러한 점에서, 우리 몸의 자연치유력이 본래의 힘을 발휘하도록 도와주는 아주 중요한 요소는, 교감신경 우위 상태의 응급대응 모드를 끄고 부교감신경 우위의 휴식과 충전과 치유의 모드를 켜는 것이다.

힐링 모드를 켜는 세 가지 스위치

어떻게 하면 만성적인 스트레스 모드에 있는 우리 몸을 힐링 모드로 전환할 수 있을까? 긴장과 응급대응 모드에서 휴식과 충전과 치유의 모드로 전환할 수 있는 효과적인 방법은 무엇일까?

스트레스를 줄이고 스트레스 반응을 완화하기 위한 방법들은 이미 많이 알려져 있다. 가장 손쉽게 무엇인가를 먹거나 마시는 것부터 시작해서 운동, 호흡, 명상 같은 방법 혹은 자기암시나 긍정적 사고와 같은 인지적인 방법까지 다양한 방법이 사용되고 있다.

내가 이 책에서 소개하는 자연치유력을 회복하는 방법에는 중요한 조건이 있다. 전문가의 도움이 없이도 스스로 할 수 있어야 한다는 것과, 인위적인 것이 아니라 자연스러운 방식이어야 한다는 것이다. 이와 같은 조건을 바탕으로 나는 힐링 모드를 켜는 스위치로 다음 세 가지를 제안한다. 첫째, 체온을 느껴라. 둘째, 호흡을 조절해라. 셋째, 마음으로 관찰해라.

여기서 중요한 것은 이 세 가지를 동시에 활용하는 것이다. 체온,

호흡, 마음의 관찰 이 세 가지는 각각 스트레스를 관리하고 자연치유력을 회복하는 아주 효과적인 도구인데, 이들이 결합되면 그 효과는 놀라울 정도로 극대화된다.

뒤에서 더 자세하게 설명하겠지만, 물리적 조건 중 우리 몸의 생리 상태에 가장 민감하고 직접적인 영향을 주는 것은 온도이다. 또한 체온은 면역력이나 대사율에도 매우 민감한 영향을 주는 것으로 알려져 있다.

호흡은 체온, 맥박, 혈압 등과 마찬가지로 우리 몸의 생리적 상태와 자율신경의 균형 상태를 반영하면서, 동시에 우리가 의도적으로 조절할 수 있다. 이런 이유로 호흡이 자연치유력을 강화하고 자율신경의 균형을 회복하며 스트레스 반응을 조절할 수 있는 강력한 도구로 쓰일 수 있다.

마음의 관찰에는 현상을 창조하고 변화시키는 파워가 있다. 자신의 마음을 지금 여기에 집중하고 자신의 몸, 특히 자신의 체온과 호흡을 느끼면 분주한 마음이 고요해지고 평정을 찾는다. 이처럼 고요하고 평화로운 마음을 통한 관찰은 체온과 호흡을 비롯해서 우리 몸의 자연치유력을 구성하는 모든 요소들을 자연스러운 균형 상태로 회복시키는 파워를 발휘한다.

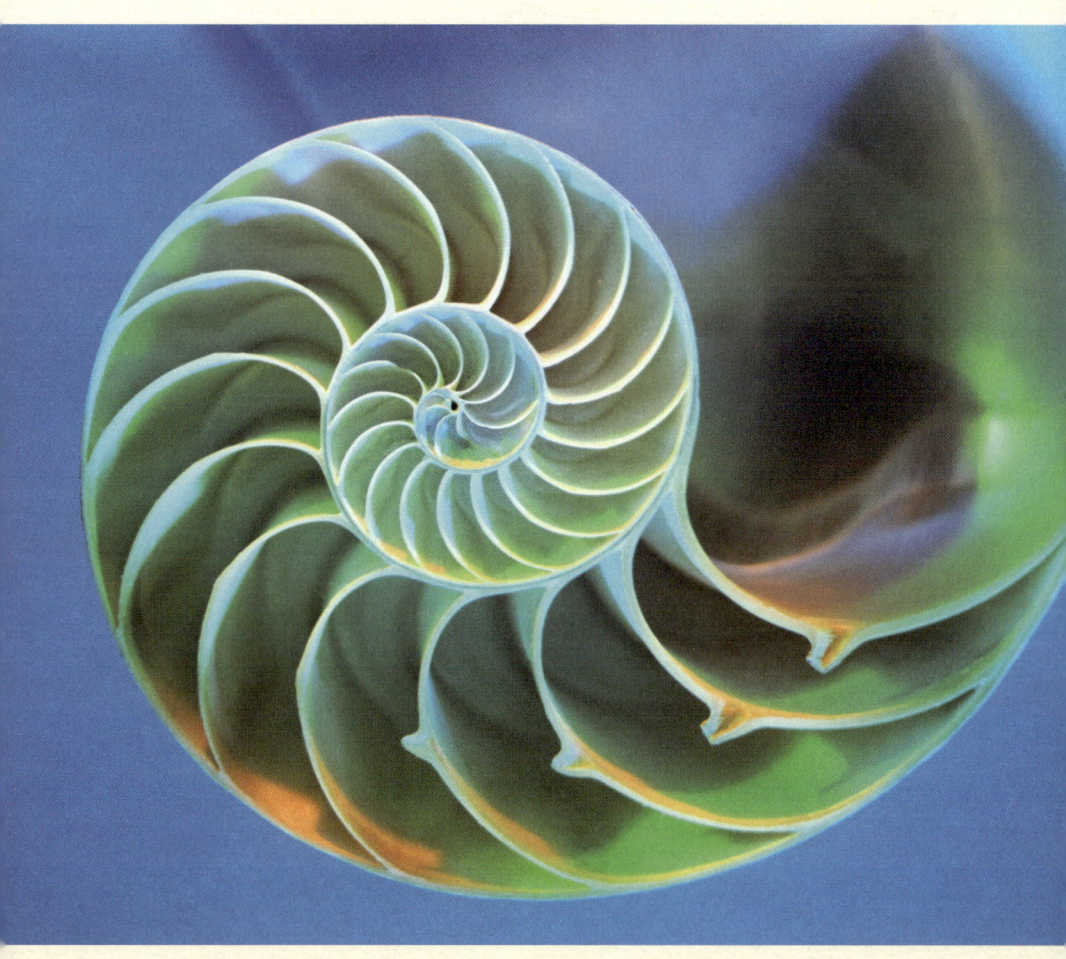

자신의 마음을 지금 여기에 집중하고, 자신의 체온과 호흡을 느껴보라.
분주한 마음이 고요해지고 평온해질 때 자연치유력이 파워를 발휘한다.

체온을 느껴라

왜 체온이 중요한가?

우리는 보통 아주 춥거나 더운 경우가 아니고서는 자신의 체온을 의식하지 않는다. 마치 심장이 저절로 뛰고 숨이 저절로 쉬어지는 것처럼 체온도 저절로 조절되기 때문에 굳이 의식할 필요가 없다. 감기에 걸려서 열이 나거나 할 때가 아니면, 체온에 관심을 갖는 일도 거의 없다. 하지만 지금부터는 당신의 체온에 적극적인 관심을 갖기 바란다. 체온은 당신이 상상하는 것 이상으로 당신의 건강과 행복에 지대한 영향을 미치기 때문이다. 자연치유력 회복의 중요한 비밀이 바로 체온에 있다.

생명유지에 필요한 내적인 조건들 중 가장 중요한 네 가지를 '바이탈 사인'이라고 하는데, 심박수, 혈압, 체온, 호흡수가 여기에 해당한다. 이 바이탈 사인 중에서 정상이라고 여겨지는 범위가 가장 좁은 것이 무엇일까? 바로 체온이다.

심박수의 경우 정상인은 1분에 약 70회 정도인데 개인마다 차이가 커서 60~100회를 정상 범위로 본다. 정상적인 컨디션에서 개인의 최고 심박수와 최저 심박수의 차이도 약 100회 정도로 상당히 크다. 그리고 그 차이가 클수록 스트레스에 대한 저항력이 강하고 더 건강한 상태로 간주된다.

혈압의 경우도 정상 혈압의 범위가 수축기일 때는 90~120mm Hg, 이완기일 때는 60~80mm Hg로 상당히 큰 변화폭을 가지고 있다. 이에 비해 체온은 정상 상태의 범위가 36.5도에서 37.5도 사이로 단지 1도에 지나지 않는다. 여기서 2~3도만 내려가거나 4~5도만 올라가도 생명이 위험하게 된다.

체온이 1도 떨어지면 신진대사는 12% 가량 줄어든다. 체온이 떨어지기 시작할 때 나타나는 몸의 첫 반응은 오한이다. 체온조절시스템이 체온을 올리기 위해 근육을 떨게 만드는 것이다. 열 보존을 위해 말초혈관이 좁아져 혈압이 올라가고, 심장은 열 손실을 만회하기 위해 보통 때보다 더 빠르게 뛴다. 체온이 더 내려가면 나중에는 의식이 몽롱해지고 체온을 올리기 위해 심장이 과도하게 움직이기 때문에 심장마비 등이 일어날 수 있다.

정상 범위를 벗어난 고열 또한 위험하기는 마찬가지이다. 열이 오르면 가장 먼저 그리고 가장 치명적인 영향을 받는 것은 뇌기능이다. 두통이 생기고 환각 현상이 일어나며, 열로 인한 타격이 생길 수도 있다.

많은 임상 사례와 연구를 통해서 밝혀진 것은, 체온이 면역력과 상당히 관련이 깊다는 것이다. 체온이 올라가면 면역력이 증가하고, 체온이 내려가면 면역력이 내려간다. 몸에 세균이나 바이러스와 같은 병원체가 침입한 경우에는 면역체계가 이 병원체와 싸우는 동안 체온이 올라가고, 증상이 완화되면 체온도 정상 범위로 돌아온다.

우리가 생명을 유지하는 데 가장 필요한 것이 무엇인가? 가장 먼저 떠오르는 답은 음식과 호흡일 것이다. 하지만 우리가 음식을 먹는 이유는 그 음식을 연소시켜서 에너지를 얻기 위해서이고, 호흡을 하는 이유는 음식을 에너지원으로 바꾸는 연소 과정에서 산소가 필요하기 때문이다. 다시 말하면 음식이나 호흡은 그 자체로 생명에 반드시 필요하다기보다는 연소를 통해서 에너지를 얻는 인체의 에너지 대사 과정에서 필요한 것이다.

알려진 바와 같이, 우리는 이 과정에서 에너지만을 얻는 것은 아니다. 마치 자동차에서 연료가 연소되는 과정과 같이, 연소 후 폐기물이 남고 이것이 누적되면 질병과 노화를 가져와서 결국 생명의 기능 자체가 정지하게 된다.

만약 우리가 이러한 화학적 변환 과정을 거치지 않고 에너지를 얻을 수 있다면, 그것은 노화방지와 수명연장에 획기적인 변화를 가져오게 될 것이다.

여기서 우리가 알아야 할 것은, 생명에 궁극적으로 필요한 것은 음식이나 호흡이 아니라 에너지라는 것이다. 그리고 그 에너지의 가장 직접적인 표현이 열이고 온도이다. 이러한 의미에서 온도는 생명의 본질을 표현한다고 할 수 있다. 당신이 몸의 내부로부터 체온을 느낄 때 당신은 생명의 가장 핵심적인 작용을 관찰하는 것이고, 생명의 본질과 연결되는 것이다.

온도는 단지 우리 몸에만 영향을 주는 것이 아니다. 온도는 지구상의 모든 생명체의 존속여부를 결정할 만큼 큰 힘을 갖는다. 지구와 태양의 거리가 지금보다 조금만 더 가깝거나 멀어도, 온도의 변화로 지구상에 현재와 같은 생태계는 만들어질 수가 없다. 지구상에 현재와 같은 생태계가 유지되고 있는 까닭은 지구가 생명활동에 적절한 온도를 유지하고 있기 때문이다. 만약 혹성의 충돌이나 화산 폭발과 같은 이유로 태양 빛이 가려진다면 빛과 열의 부족으로 현재 지구상의 동식물은 불과 한 달을 버티지 못하고 모두 사라져 버린다.

지구 온난화로 인한 해수면 상승과 생태계 변화는 규모에서나 영향력에서나 현재 인류가 직면한 가장 큰 환경위기이다. 지구 온난화가 진행되면 지구 전체가 마치 사우나처럼 될 것이라고 생각하는 사람들이 있을지 모르지만, 사실 이처럼 큰 위기를 가져오는 온도 변화가 불과 몇 도에 지나지 않는다. 겨우 3~4도의 온도 변화만으로도 지구 생태계 자체에 엄청난 위험을 가져오게 된다. 지구 온난화에 대응하기 위한 유엔 기구인 UNFCC(United Nations Framework Convention on Climate Change)는 이 변화 폭을 2도 범위로 줄이는 것을 목표로 하고 있다.

이처럼 온도는 우리 인간뿐만 아니라 지구에 있는 모든 생명체의 유지에 절대적이고 필수적인 조건이면서, 동시에 가장 섬세하고 민감한 조건이다. 내가 자연치유력 회복의 열쇠로 체온을 가장 중요하게 생각하는 것도 이와 같은 이유 때문이다. 이와 같은 온도의 특성을 잘 이해하고 잘 활용하면, 우리 몸의 자연치유력이 극대화될 수 있는 몸의 환경을 조성함으로써 건강하고 활력에 넘치는 삶을 살 수 있다.

하루에 한 번 이상, 체온을 1도 높여라

모든 생명체는 저마다 건강하게 생명을 유지하는 데 필요한 고유한 생명온도가 있다. 이 고유한 온도의 범위에서 벗어나면 생명력이 떨어지고 병이 나기 쉽다. 인체의 정상체온은 36.5도와 37.5도 사이이다. 주위 환경, 날씨, 시간, 몸과 마음의 컨디션에 따라 체온은 수시로 변하지만, 체온이 이 정상 범위를 크게 벗어나거나, 오랫동안 벗어나게 되면 건강에 많은 문제가 생긴다.

체온의 범위와 관련하여 주목해야 할 것은, 많은 사람들이 지속적인 저체온 상태에 있다는 것이다. 아침에 일어나서 약 두 시간 후에 잰 체온이 36.5도 이하이면 저체온으로 보는데, 현대인이 겪고 있는 많은 질병이 저체온과 밀접한 연관이 있다. 비만이나 당뇨, 고혈압 등 만성 질환이 있는 사람들, 우울증을 앓고 있는 사람들은 대부분 평균보다 낮은 저체온이라고 알려져 있다.

체온과 건강의 상관관계를 연구하는 전문가들은 체온을 37도에 가깝게, 즉 정상 범위 안에서 약간 높게 유지하는 것이 자연치유력을 높이고, 육체적 · 정신적으로 건강과 활력을 유지하는 효과적인 방법이라고 말한다.

체온이 떨어지면 혈액순환, 신진대사, 해독작용이 약화되고 삶에 대한 의욕과 열정도 약해지기 쉽다. 몸이 차가워지면 혈관이 수축하여 혈액순환을 방해한다. 혈액은 신체에 필요한 영양소, 산소, 수분 등을 몸 구석구석으로 운반하는데 이 흐름이 원활하지 못하면 신체 기관이 활동에 필요한 물질들을 제대로 공급받지 못해서 여러 가지 이상이 생기게 된다. 대사율이 떨어지면서 사용되지 못하고 몸에 축적되는 에너지가 많아져 비만의 원인이 되기도 한다.

혈액은 또한 몸 속에서 발생하는 노폐물을 운반하는 역할도 한다. 몸이 차가워져 혈액순환에 문제가 생기면 이러한 노폐물들이 몸 바깥으로 배출되지 못하고 몸속에 쌓여 세포 기능이 떨어지고 오염되어 질환이 생기기 쉽다. 또 다른 문제는 체온이 낮아지면 백혈구의 활동이 위축된다는 것이다. 백혈구는 몸속으로 침투한 세

균을 분해하고 병원균, 바이러스, 기생충, 곰팡이, 꽃가루 등과 같은 외부 물질에 대항해 면역 시스템을 구축한다. 백혈구는 체내에서 일어나는 비정상적인 활동에도 반응하는데, 종양을 공격해서 암세포가 만들어지는 것을 막고 바이러스에 감염된 세포들을 다른 세포에 피해가 가기 전에 제거하여 신체를 보호하는 역할을 한다. 저체온으로 면역력이 약해지면, 그만큼 우리 몸의 방어 시스템이 무너지고 균형 회복능력도 저하된다.

일반적으로 체온이 올라가면 면역 기능세포의 활성을 증가시키고, 대사율을 높여서 체내 에너지 생산을 증가시키는 것으로 알려져 있다. 변온 동물들이 먹을 것이 없는 겨울을 버텨내기 위해 체온과 대사율을 낮추는 것은 잘 알려진 사실이다. 일본의 면역의학 전문가인 니카타 대학의 의학교수 아보 다오루 박사에 따르면, 체온이 1도 상승하면 면역력이 다섯 배 강화되고, 반대로 1도가 떨어지면 면역력이 35% 떨어진다고 한다.

체온이 올라가면 면역이 상승하는 것을 활용하여, 열을 이용해 질병을 치유하는 온열요법 등이 최근들어 각광을 받고 있다. 사실 열을 이용한 치유는 아주 오래전부터 존재했다. 동양에서는 지난 수천 년간 뜸을 중요한 치유 수단으로 활용해왔는데, 뜸은 약물을 몸의 특정 부위에서 태우거나 태운 김을 쐬어 몸에 온열 자극을 주는 것이다. 의학의 아버지로 불리는 2500년 전의 히포크라테스도 환자의 치료에 열을 이용했다는 기록이 있다.

우리 몸의 체온이 떨어지는 원인은 여러가지가 있다. 만성적인 스트레스로 자율신경계의 기능이 떨어지면 말초순환 장애가 나타나 손발이 시리고 체온도 낮아진다. 운동부족에 따른 근육량의 감소도 저체온의 원인이다. 근육은 몸의 최대 열 생산기관이다. 신체에서 발생하는 열의 약 25%가 근육에서 만들어진다. 또한 근육의 70% 이상이 하체에 있다. 신체의 보일러인 근육을 키우는 운동, 특히 하체 운동을 게을리하면 몸이 차가워지기 쉽다.

과식, 찬 음식, 지나친 냉방, 수면 부족, 해열제와 진통제의 잦은 복용 등도 몸을 차갑게 한다. 과식을 하면 음식을 소화시키기 위해 혈액이 위장으로 몰린다. 그만큼 뇌, 손, 발 근육으로 가는 혈액량이 부족해지기 때문에 몸의 움직임이 둔해지고 체온도 떨어지게 된다.

평소에 몸을 따뜻하게 하는 생활습관을 기르고, 이 책에 소개된 솔라바디 메소드를 통해 하루에 적어도 한두 번은 당신의 체온을 1도만 높여보라. 몸이 아파서 체온이 올라가는 것이 아니라, 운동과 명상을 통해 온몸의 혈액순환과 에너지순환을 개선하는 가운데 올라가는 1도의 체온은 당신에게 건강과 활력을 선물할 것이다. 당신의 몸과 마음을 통해, 당신 스스로 만들어내는 이 1도의 체온 변화가 당신을 얼마나 기분좋게 하는지 놀라게 될 것이다.

머리를 시원하게, 아랫배는 따뜻하게

어느 순간 체온계로 측정한 체온이 36.5도라고 하더라도, 몸 전체가 균일하게 36.5도가 되는 경우는 거의 없다. 신체 부위에 따라 더 뜨거운 곳이 있고, 더 차가운 곳이 있다. 문제는 어디가 차고 어디가 뜨거운가 하는 것이다. 보통 몸의 중심부에 가까울수록 온도가 높고 중심에서 멀수록 온도가 낮은데, 특히 중요한 것은 머리와 복부의 온도 균형이다.

머리와 복부 중 어느 곳이 시원하고, 어느 곳이 따뜻해야 작동을 잘 할까? 머리가 시원해야 하고 배가 따뜻해야 한다는 것을 직관적으로 알 수 있을 것이다. 우리가 스트레스를 받거나 감기에 걸리면 이 균형이 역전되어서 머리에 열이 오르고, 아랫배는 차가워진다. 이렇게 되면 답답하고 멍해서 명료한 사고를 할 수 없고, 장기는 원활한 운동을 하지 못해서 대사율이 떨어지고 독소 배출이 안 되어 소화불량이나 변비가 생기게 된다.

서양에서는 생소할지 모르나, 동양에서는 수승화강(水昇火降)이라는 이름으로 수천 년 동안 건강의 기본 원칙으로 삼아 왔다. 생명체가 건강할 때 자연스러운 에너지 순환에 의해 저절로 나타나는 이 에너지 균형은, 현대에 들어 생활 속 만성 스트레스가 늘어나면서 점점 더 유지하기가 어려워지고 있고, 그만큼 중요성은 점점 더 커지게 되었다.

앞에서 언급한 저체온과 함께 자연치유력을 약화시키는 또 하나의 문제는 우리 몸의 열 균형과 에너지 균형이 깨어져, 따뜻해야 할 아랫배는 차가워지고, 차가워야 할 머리는 뜨거워지는 온도와 에너지의 역전현상이 일어나는 것이다.

흔히 스트레스가 쌓이면 머리에 열 받았다는 표현을 하는데 이것은 단지 비유적인 표현만은 아니다. 뇌가 정상적으로 기능하려면 시원해야 한다. 심장과 허파를 제외한 나머지 장기들 즉 위장, 간장, 대장, 소장, 신장, 방광이 모두 배 주위에 위치에 있다. 이들 장기들이 활발하게 움직이려면 배 주위를 따뜻하게 해주어야 한다. 수승화강은 모든 장기의 기능을 원활하게 하고, 뇌의 활동력을 최고로 높여주는 최적의 에너지 상태이다.

수승화강이 되면 새로운 기운과 활력이 솟을 뿐만 아니라 냉철한 판단력과 지혜가 샘솟고 마음이 안정되어 편안해진다. 이와 반대로 에너지 흐름과 온도가 역전되어 화기가 뇌에 몰리면 뇌가 열을 받고 배가 차가워진다. 입은 바짝 마르고 쓰며 심장은 박동이 불규칙해진다. 이런 상태에서는 피곤하고 초조하고 불쾌하며 어깨와 목이 뻣뻣해진다. 아랫배에 화기가 아니라 수기가 모이면 대부분의 사람들은 소화기 장애를 겪는다. 장이 뻣뻣해지고 아랫배는 딱딱하게 굳어서 만지면 아프고 변비가 생긴다. 또 손발이 차고 고혈압이나 중풍 같은 합병증이 발생하기도 한다.

수승화강이 잘 이루어지지 않는 가장 큰 이유는 스트레스다. 스트레스와 부정적인 감정들에 시달리면 에너지의 정상적인 흐름이 역전되어 화기가 위로 치솟는다. 이렇게 머리에 열을 받는 경우, 흔히 발생하는 질환이 편두통, 고혈압, 뇌졸증 등 신경계 질환이다.

만성적인 스트레스로 기초 체온은 떨어지고, 머리는 뜨거워지고 아랫배는 차가워진 온도의 불균형 상태, 이것이 체온과 관련하여 현대인들이 가지고 있는 가장 일반적인 컨디션이라고 할 수 있다. 이러한 불균형 상태를 바로잡아 몸을 따뜻하게 하고, 머리는 시원하고, 아랫배는 따뜻한 상태를 유지하면 우리 몸의 자연치유력이 회복되고 건강도 저절로 따라온다.

마음의 온도를 높여라

나는 얼마 전에 아주 흥미로운 연구 결과를 하나 접했다. 같은 신체 부위라도 감정 변화에 따라 체감 온도가 달라진다는 내용이었다. 이 실험 결과는 미 국립과학원회보(PNAS · Proceedings of the National Academy of Sciences)에 2014년 12월에 발표되었다.

핀란드 알토대학 연구진은 스웨덴, 핀란드, 대만 등 3개국 약 700명의 피실험자를 통한 연구 결과를 발표했다. 피실험자들은 특정 단어나 영상물을 보고 감정에 따라 감각이 오는 신체 부위를 색깔로 표현했다. 체온이 올라간다고 느낀 부위는 노란색, 떨어진다고 느낀 부위는 파란색으로 각각 채웠다. 감각의 변화가 없는 부위는 검은색으로 표시했다.

실험 결과, 화가 나거나 두려움을 느낀 실험자들은 가슴 부위에 열이 올라온다고 느꼈다. 슬픔이나 우울함을 느낀 참가자들은 팔·다리 체온이 떨어졌다고 했다. 행복하다고 느낀 참가자들은 특정 부위에 국한되지 않고 몸 전체에 열이 골고루 퍼졌다고 느꼈다. 사랑의 감정을 느낀 경우도 하체를 제외한 상체 전반에 열이 퍼졌다고 했다.

이 연구는 열 센서 같은 객관적 장비를 이용한 것이 아니며 실험 참가자들의 주관적인 느낌을 기록한 것이지만, 참가자들이 문화나 성별 차이에 상관없이 공통된 반응을 보인 것이 특징이었다. 이 실험은 감정이 우리의 체온에 영향을 미친다는 간접적인 증거를 제공한다.

체온은 주위 환경이나 육체적이고 생리적인 활동성에 따라 변하지만 정서 상태에 따라서도 달라진다. 감정은 우리 몸의 호르몬 시스템을 통해서 생리적인 변화를 가져오고, 이것이 체온의 변화로 이어진다. 겁에 질리거나 흥분하거나 화를 내면 그에 따라 체온에도 변화가 생긴다. 걱정, 불안, 분노, 슬픔 등의 건강하지 못한 정서 상태에 빠져 있으면 우울증이 오고 만사가 귀찮아져서 몸을 움직이기조차 싫어진다. 이런 상태가 되면 자연히 체온도 떨어지기 쉽다. 그래서 항상 긍정적으로 사고하고 자신의 삶에 대해 열정적인 태도를 갖는 것이 중요하다.

우리 몸이 편안한 휴식 상태에 있을 때나 명상을 할 때는 체온이 36.5도 정도 되고, 육체적·정신적으로 가장 활발하게 움직이고 있을 때는 37.5도 정도가 된다. 그래서 나는 36.5도를 '회복의 온도', 37.5도를 '열정의 온도'라고 부른다.

마음이 안정되어 있을 때는 몸의 온도도 건강한 상태에 있다. 그러나 마음이 지나친 감정기복에 시달리거나 우울할 때는 몸의 온도도 정상 범위를 벗어나기 쉽다. 그렇기 때문에 건강한 체온을 유지하기 위해서는 마음 관리를 소홀히 해서는 안 된다. 하루에 한 번 이상 운동과 명상을 통해 자기 몸의 온도를 1도 올리듯이, 하루에 한 번 이상 자기의 마음을 들여다보고 삶에 대한 열정과 희망을 충전하도록 하라.

내가 이 책에서 소개하는 솔라바디 메소드의 장점은 몸의 온도와 마음의 온도를 같이 올릴 수 있다는 것이다. 그 첫 시작은 자신의 체온을 '느끼는' 것이다. 의식이 자신의 몸에 집중되지 않으면 체온을 느낄 수 없다. 외부로 향해 있던 의식을 내부로 돌려 자신의 몸을 느낄 때 몸이 따뜻해지고 온몸의 에너지 순환이 활성화되며 들끓던 생각과 감정이 잠잠해진다. 이때 우리 몸의 자연치유력이 향상되고 사그러들었던 열정과 희망에도 새롭게 불이 붙는다.

몸이 따뜻해지고 온몸의 에너지 순환이 원활할 때 우리 몸의 자연치유력이
향상되고, 사그라졌던 열정과 희망에도 새롭게 불이 붙는다.

호흡을 조절하라

호흡의 힘

지금 숨을 1분 정도만 멈추어 보자. 어떤가? 금방 가슴이 답답하고 혈압이 오르고 머리가 아파올 것이다. 이제 참았던 숨을 내쉬어보자. 가슴이 시원해지고 머리가 개운해지고 긴장했던 몸이 이완될 것이다. 호흡은 우리 몸과 마음의 건강에 직접적인 영향을 미친다. 물이나 음식은 2~3일을 섭취하지 않아도 생명에 큰 지장이 없지만 숨은 5분만 쉬지 않아도 목숨이 위태롭다.

   호흡은 우리가 의식적으로 조절하지 않아도 맡겨두면 그냥 알아서 자연스럽게 되기 때문에 우리는 호흡에 특별한 주의를 기울이지 않는다. 마치 우리가 체온에 대해서 별다른 신경을 쓰지 않듯이 말이다.

우리는 늘 같은 호흡을 하고 있는 것 같지만, 사실은 그렇지 않다. 체온과 마찬가지로 호흡도 우리의 생명 활동을 반영하면서 꾸준하게 변화한다. 대체적으로 어릴 때는 호흡의 중심점이 아랫배에 가깝고 나이가 들수록 올라간다. 대부분의 성인들은 숨을 쉴 때 아랫배보다는 가슴을 더 많이 움직인다. 호흡의 깊이가 그만큼 얕아졌다고 볼 수 있다. 병이 들어 죽음이 가까운 사람들은 호흡의 깊이가 매우 얕아서 목을 겨우 넘어가는 정도이다. 호흡의 깊이가 깊지 못하기 때문에, 그것을 조금이라도 더 깊게 하기 위해 자동적으로 어깨가 움직인다. 호흡의 깊이가 목을 넘기지 못하면, 말 그대로 목숨이 끊어지는 것이다.

자연치유력 회복에서 호흡이 중요한 이유는 호흡이 자율신경에 직접적으로 영향을 미치고, 다른 바이탈 사인들에도 변화를 일으키기 때문이다.

우리는 이것을 바로 실험해볼 수 있다. 지금 당신의 손목이나 턱 아래 경동맥에 손을 댄 상태에서 천천히 숨을 들이쉬고 내쉬어 보라. 천천히 날숨과 들숨을 반복하면서 맥박이 어떻게 반응하는지 느껴보라. 내쉴 때 맥박이 느려지고, 들이쉴 때 맥박이 빨라지는 것을 어렵지 않게 느낄 수 있을 것이다. 맥박이 빨라지는 것은 교감신경의 작용이고, 느려지는 것은 부교감신경의 작용이다. 호흡은 이처럼 맥박이나 혈압, 체온과 같은 바이탈 사인에 직접적으로 변화를 일으키고 뇌파에도 영향을 미친다.

호흡, 맥박, 혈압, 체온 등은 모두 자율신경에 의해 조정되는 생명기능들이다. 즉, 우리가 의도적으로 조절하지 않아도 우리 몸이 스스로 알아서 한다. 만약 우리가 심장이 뛰는 것을 의도적으로 조절해야 한다면, 아무것도 못 한 채 하루 종일 숨만 쉬기에도 바쁠 것이다.

호흡이 다른 기능들과 다른 점은, 자율적이지만 가장 쉽게 의도적으로 조절할 수 있다는 것이다. 그러면서 호흡은 다른 모든 생명기능들의 바탕을 이룬다. 혈압이나 맥박이나 체온을 의도적으로 올리거나 내리기는 어렵지만 호흡을 통해서는 간접적으로 조절할 수 있다. 호흡이 정상화되면 우리 몸의 다른 바이탈 사인들도 균형을 회복한다. 말하자면 호흡은 모든 생명기능들의 마스터키이다.

호흡을 통해 조절할 수 있는 것은 단지 몸의 생리적인 기능만이 아니다. 호흡을 통해 우리는 감정과 생각도 조절할 수 있다. 예를 들어, 당신은 매우 매우 천천히 숨쉬면서 매우 매우 열받을 수 있는가? 가능하지 않다. 우리 몸과 뇌의 시스템이 그렇게 만들어져 있지 않다. 호흡이 고르고 깊고 완만해지면, 그에 따라 생각도 줄어들고 감정도 가라앉는다.

이와 같이 호흡은, 당신이 잘만 사용한다면, 생각과 감정을 조절할 수 있는 강력한 수단이 된다. 만약 당신이 스트레스를 받았다면, 어떤 말이나 행동을 하기 전에 먼저 심호흡을 세 번 하는 것을 기억

SOLAR BODY

하라. 이 간단한 규칙만 지킨다면, 당신은 비싼 대가를 치르고 후회할 많은 말과 행동과 선택을 예방할 수 있을 것이다.

마음이 급해지거나 화가 나거나 잠이 잘 오지 않거나 흥분될 때도 잠시 하던 일을 멈추고 숨을 깊이 천천히 쉬어보라. 5~10회만 반복하면 마음이 진정되고 화가 줄어들고 편안해진다. 호흡은 당신이 생각하는 것 이상으로 큰 힘을 가지고 있다.

자연치유력을 강화하는 호흡

자연치유력의 회복에 도움이 되는 건강하고 좋은 호흡은 자연스러우면서도 깊고 천천히 호흡하는 것이다. 한 손은 가슴에, 다른 한 손은 아랫배에 얹고 자연스럽게 숨을 쉬어보라. 자신의 호흡이 어떤지 느껴보라. 가슴과 아랫배 중 어디가 더 많이 움직이는가? 가슴 쪽의 손이 더 많이 움직이고 어깨가 들썩인다면 당신의 호흡이 깊지 못하다는 증거다. 흔히 몸이 약하고 마음이 불안할수록, 또 나이가 들수록 복부보다는 가슴을 더 많이 움직여 호흡을 한다.

호흡을 할 때 가장 중요한 근육은 횡격막이다. 횡격막은 돔(dome)모양으로 폐가 속한 윗부분과 내장이 들어 있는 아랫부분을 구분하는 근육이다. 이 횡격막이 위아래로 움직여 숨이 나가고 들어오며 호흡이 이루어진다. 그런데 이 횡격막은 아랫배 근육에 의하여 조절이 된다. 아랫배를 밖으로 내밀면 횡격막이 아래로 내려와서 폐의 부피가 늘어나 공기가 많이 들어간다.

횡격막의 움직임을 아래쪽으로 조금만 더 내리면, 복부에 있는 내장 기관에 좋은 영향을 줄 뿐만 아니라, 폐가 받아들이는 공기의 양도 크게 증가한다. 미국 폐협회에 따르면 횡격막을 1cm 아래로 내리면 폐가 받아들이는 공기의 양은 250~300cc 늘어난다고 한다. 깊은 호흡을 하는 사람들은 횡격막을 4cm가량 더 내릴 수 있으며 그들은 호흡할 때마다 공기를 1,000cc 이상을 더 마실 수 있다고 한다.

호흡을 깊이 하기 위해서는 호흡의 중심점을 아랫배로 내려야 한다. 동양에서는 예로부터 아랫배에 있는 에너지 센터를 중심으로 호흡을 하는 것을 무병장수의 비결로 삼았을 뿐만 아니라 집중력을 기르고 의식을 고양시키는 중요한 방법으로 활용하였다.

호흡의 중심을 아랫배로 내려 호흡을 깊이 하는 연습으로 초보자에게 권할 만한 것은 한 손은 가슴에, 다른 한 손은 아랫배에 올리고 호흡을 하면서 아랫배의 움직임을 관찰하는 것이다. 아랫배에 의식을 집중하여 서서히 아랫배를 내밀면서 숨을 들이마신다. 숨을 충분히 들이마신 후에는 아랫배를 등 쪽으로 당기면서 숨을 천천히 내쉰다. 이때 배에 올린 손의 움직임을 함께 느껴본다. 아랫배로 계속 숨을 들이마시고 내쉬면서 아랫배를 내밀고 당기는 동작을 리듬감 있게 반복한다. 자신에게 가장 편안한 속도로 하되, 아랫배를 밀고 당길 때 일정하고 리듬감 있게 하면 된다. 몸과 마음이 편안한 상태에서는 날숨과 들숨이 자연스럽게 이어진다. 숨을 충분히 마시면 저절로 내쉬어지고 또 충분히 내쉬면 저절로 숨이 들어온다. 이를 꾸준히 연습하면 호흡이 점차 가슴 쪽에서 아랫배 쪽으로 내려가 호흡이 깊어지는 것을 느낄 수 있다.

이제 다른 실험을 한번 해보자. 지금 당신의 호흡 수를 세어보라. 1분간 당신은 호흡을 몇 번이나 하는가? 당신의 호흡은 빠른가, 느린가? 성인의 경우, 휴식 상태일 때 최적의 호흡 리듬은 12초에 한 번 숨을 쉬는 것이다. 그러면 1분 동안에 숨을 다섯 번 쉬게 된다. 이런 속도로 호흡을 하면 심폐의 효율성이 극대화된다.

당신이 분당 7~10회 숨을 쉬면 약간 흥분한 상태다. 분당 10~20회 숨을 쉰다면 중간 수준의 스트레스 상태에 있음을 가리킨다. 분당 20회를 넘어간다면 상당히 많은 스트레스를 받고 있음을 의미한다. 물론 이런 일반적인 규칙에도 예외는 있다. 그렇지만 몸과 마음이 이완될수록 호흡을 천천히 한다는 것은 널리 알려진 사실이다.

숨을 천천히 길게 쉬면 우리 몸의 이완 반응을 주도하는 부교감 신경을 자극해, 일상에서 받는 스트레스가 줄고 마음이 안정된다. 반대로 숨을 습관적으로 빨리 쉬면 혈중 이산화탄소의 농도가 낮아져 혈관이 수축하고, 몸과 뇌에 보내는 산소의 양이 줄면서 건강을 해치게 된다.

숨을 천천히 쉬는 가장 좋은 방법은 자신의 호흡을 의식하는 것이다. 한번 다음과 같이 해보라. 자신의 숨결을 느끼면서 하나, 둘, 셋, 넷, 다섯을 셀 동안 천천히 숨을 들이마신다. 다음에는 다시 하나, 둘, 셋, 넷, 다섯을 세면서 천천히 숨을 내쉰다. 이렇게 단 3분만 천천히 숨을 쉬어도 마음이 안정되고 몸이 편안하게 이완되는 것을 느낄 수 있다. 다섯 셀 때까지 잘 되면, 여섯, 일곱, 여덟까지 계속 숫자를 늘려가며 연습하면 된다.

호흡은 자율신경계를 적당한 균형상태로 회복시킬 수 있는 강력한 수단이 될 수 있다. 호흡의 빈도는 교감신경의 우세에 영향을 미치고 호흡의 깊이는 부교감신경의 우세에 영향을 미친다. 따라서 자율신경계의 균형을 회복하는 가장 효과적인 방법은 호흡을 천천히 그리고 깊이 하는 것이다. 호흡을 천천히 하면 지나치게 흥분한 교감신경계가 진정되고, 호흡을 깊이 하면 피로한 부교감신경계가 힘을 받는다.

당신의 호흡을 느끼면서 자연스러우면서도 깊게 천천히 호흡하라. 호흡의 완만함과 깊이는 동시에 일어난다. 깊이가 깊지 않으면 흡입된 산소량이 충분하지 않아서 천천히 호흡을 할 수가 없기 때문이다. 호흡을 주의 깊게 조절하면 산소의 흡입을 극대화하여 신진대사를 활성화하고 몸속의 노폐물을 효과적으로 내보낼 수 있다.

당신의 호흡이 점차 깊어지고 느려지면 언제나 당신 속에서 흐르고 있는 자연스러운 생명의 리듬을 느낄 수 있다. 우주의 대생명력의 리듬과 당신 몸의 리듬이 공명하는 이때 자연치유력이 활발하게 작동하기 시작한다. 숨을 아랫배까지 깊숙이 들이마시면서 우주의 대생명력으로 당신의 몸을 가득 채운다. 숨을 천천히 내쉬면서 몸과 마음에 정체된 에너지들을 모두 내보낸다. 이렇게 자연스러우면서 깊고 천천히 숨을 쉬는 가운데 당신의 몸과 마음은 원래의 균형과 조화를 회복하게 된다.

마음으로 관찰하라

마음은 힘이 세다

심호흡을 서너 번 한 다음 온몸을 편안하게 이완해보자. 그 다음 의식을 자신의 손바닥 중심에 집중한다. 계속 집중하면서 그 부분이 손의 다른 부분보다 더 따뜻해진다고 생각한다. 시간이 조금 지난 뒤 손바닥 중심 부분의 온도와 몸의 다른 부분의 온도를 비교해보자. 분명 손바닥 중심 부분이 더 따뜻해졌을 것이다. 이것은 우리의 마음이 가는 곳에 에너지가 흐르고 혈액이 집중되어 그 부위에 따뜻한 온기가 형성되었기 때문이다. 우리의 마음은 이렇게 즉각적으로 우리 몸에 물리적인 변화를 만들어낸다.

플라시보 효과에 대해서 들어보았을 것이다. 의사가 환자에게 가짜 약을 처방하면서 진짜 약이라고 하면 환자가 좋아질 것이라고 생각하는 믿음, 자기 암시 때문에 병이 낫는 현상을 말한다. 당신의 몸은 당신이 믿는 대로 반응을 한다. 실험을 통해 알려진 바로는, 특정 꽃에 심하게 알레르기 반응을 하는 사람은 같은 종류의 인조 꽃에 대해서도 알레르기 반응을 일으킨다.

새로 개발된 약의 경우 효과를 인정받기 위한 필수적인 테스트가 플라시보 테스트일 정도로 플라시보 효과는 널리 일반화된 현상이다. 그리고 수많은 약들이 이 테스트에 실패해서, 다시 말해 가짜 약보다 더 효과가 있다고 인정할 수 없다는 이유 때문에, 상품화되지 못하고 폐기된다. 아직도 주류 의학계에서는 플라시보 효과를 마음의 착각이 일으키는 부수적이고 흥미로운 사실 정도로 여긴다. 하지만 다른 각도에서 이 현상을 바라보면, 약 중에 가장 강력한 약은 신념의 약임을 보여주는 것으로 이해할 수 있다.

지금 이 순간 당신의 마음에는 무슨 생각이 지나가고 있고 무슨 감정이 일어나고 있는가? 그 한 생각에 의해 수많은 생각들이 따라 일어나고, 수많은 감정이 일어난다. 그리고 그 감정들에 의해 우리 몸은 다양한 화학적 · 생리적 반응들을 일으킨다. 기쁘고 행복한 생각을 하면 몸에 좋은 호르몬이 분비되고, 부정적인 감정에 너무 오래 머물러 있으면 몸에 나쁜 호르몬이 분비된다.

당신이 체육관에서 한 시간 동안 열심히 달리기와 웨이트 트레이닝을 하며 기분좋은 땀을 흘리고 상쾌한 기분으로 집에 돌아왔다고 하자. 아니면 요가 스튜디오에서 스트레칭과 몸의 중심 근육을 강화하는 운동과 몸과 마음을 이완시키는 호흡을 한 시간 가량 하고, 세상 모든 것이 당신을 위해 존재하는 것과 같은 최고의 긍정적인 에너지 상태로 집에 돌아왔다고 하자. 불행히도 그날 저녁 집에서 당신의 배우자나 자녀와 큰 말다툼을 하고 화해를 하지 못한 채 끝냈다고 하자. 그때도 당신은 긍정적인 에너지 상태와 마음의 평정을 유지할 수 있는가? 아마 대부분은 수만 가지 생각과 감정이 범벅이 된 상태로 잠을 설칠 것이다. 아마 당신의 호흡은 불규칙해지고, 스트레스로 머리는 뜨거워지고, 목과 어깨는 뻣뻣해지고, 아랫배와 손발은 차가워지기 십상이다.

생각과 감정을 다스리지 않은 상태로, 먹고 마시는 것과 운동만으로 건강을 다스리고 자연치유력을 회복하겠다고 하는 것은 마치 소프트웨어에 대한 관리 없이 하드웨어에 대한 관리만으로 좋은 컴퓨터의 상태를 유지하려는 것과 같다.

중요한 것은, 자신의 생각과 감정이 나와 상관없이 일어나는 현상이 아니라 자신이 선택할 수 있는 대상이라는 것을 아는 것이다. 처음 일어나는 생각이나 감정 자체는 아마도 선택하기가 쉽지 않을지도 모른다. 그냥 마치 어디선가 한 줄기 바람이 불어오듯 그렇게 한 생각이나 감정이 일어날 수 있다. 하지만 그렇게 일어난 생각이나 감정에 어떻게 반응하는가는 전적으로 자신의 선택이다.

마음을 원하는 대로 다스리기는 쉽지 않지만 불가능한 것은 결코 아니다. 다만 연습이 필요할 뿐이다. 우리가 자연치유력의 회복을 위해 체온과 호흡을 조절하는 연습을 하듯이, 우리는 우리 마음의 내용물인 생각과 감정을 조절하는 연습을 할 수 있다. 연습에 의해 나아지지 않는 것은 세상에 아무것도 없다.

감정은 내가 아니라 내 것이다

마음의 힘을 사용해서 생각과 감정을 다스리려면 어떻게 해야 하는가? 가장 강력한 수단은 관찰, 즉 지켜보는 것이다. 생각이나 감정을 애써 따라가지도 않고, 일부러 외면하거나 부인하지도 않은 채, 명료하게 지켜보는 마음에 의해 생각이나 감정은 마치 태양 빛에 안개가 사라지듯 증발되어버린다. 보통 우리가 명상이라고 부르는 모든 수련법은 그 구체적인 기술이나 방법의 차이에 상관없이 모두 이 같은 관찰을 핵심으로 한다.

  관찰하는 마음의 가장 큰 특징은 '자각'이다. 즉 대상이나 상황에 빠지지 않고 그것들을 보는 것이다. 자신의 생각이나 감정을 자신과 동일시하지 않고 관찰하는 것이다. 예를 들면, 직장 상사 때문에 열받는 일이 있었다고 가정해 보자. 그래서, '우리 팀장은 나쁜 놈이다'라는 생각이 들 때, 그 생각과 자신을 동일시하기보다 나는 지금 '우리 팀장이 나쁜 놈이라는 생각을 가지고 있다'라고 자신에게 말해줄 수 있다. 그 생각 때문에 화가 날 때, 그냥 그 화난 감정과 일체가 되기보다, '나는 지금 화가 난 감정을 가지고 있다'라고 스스로에게 말해줄 수 있다.

그 순간 그 생각과 감정은 하나의 객체가 되고, 관찰의 대상이 된다. 생각과 감정이 의식에서 분리된 순간, 그것들을 그대로 바라볼 수 있게 된다. 그때 이 생각과 감정에 끌려서 선택을 하거나 행동을 하지 않고, 모두에게 유익한 보다 지혜롭고 사려 깊은 선택을 할 수 있다.

몸의 병도 마찬가지다. 내가 폐에 종양이 있어 고통받고 있을 때, 나를 종양을 가진 몸과 동일시하는 것이 아니라, '나는 종양을 가진 몸을 가지고 있다'고 생각할 수 있다. 이렇게 했을 때 자신을 병과 동일시하지 않고 객관화함으로써 병을 치유할 수 있는 힘을 되찾을 수 있다.

나는 사람들에게 자신의 몸과 마음에서 일어나는 현상을 자기 자신과 동일시하지 않고, 그 현상을 바라보는 마음의 관찰력을 키우기 위한 방법으로 다음 두 가지 확언을 소리내서 반복하도록 권하곤 한다.

"내 몸은 내가 아니라 내 것이다!"

"내 감정은 내가 아니라 내 것이다!"

몸이 고통스럽거나 생각과 감정의 격한 소용돌이에 휩쓸려 혼란스러울 때 주의를 기울여서 이 두 가지 확언을 반복해보라. 지금 한번 소리 내서 말해보라.

"내 몸은 내가 아니라 내 것이다!"

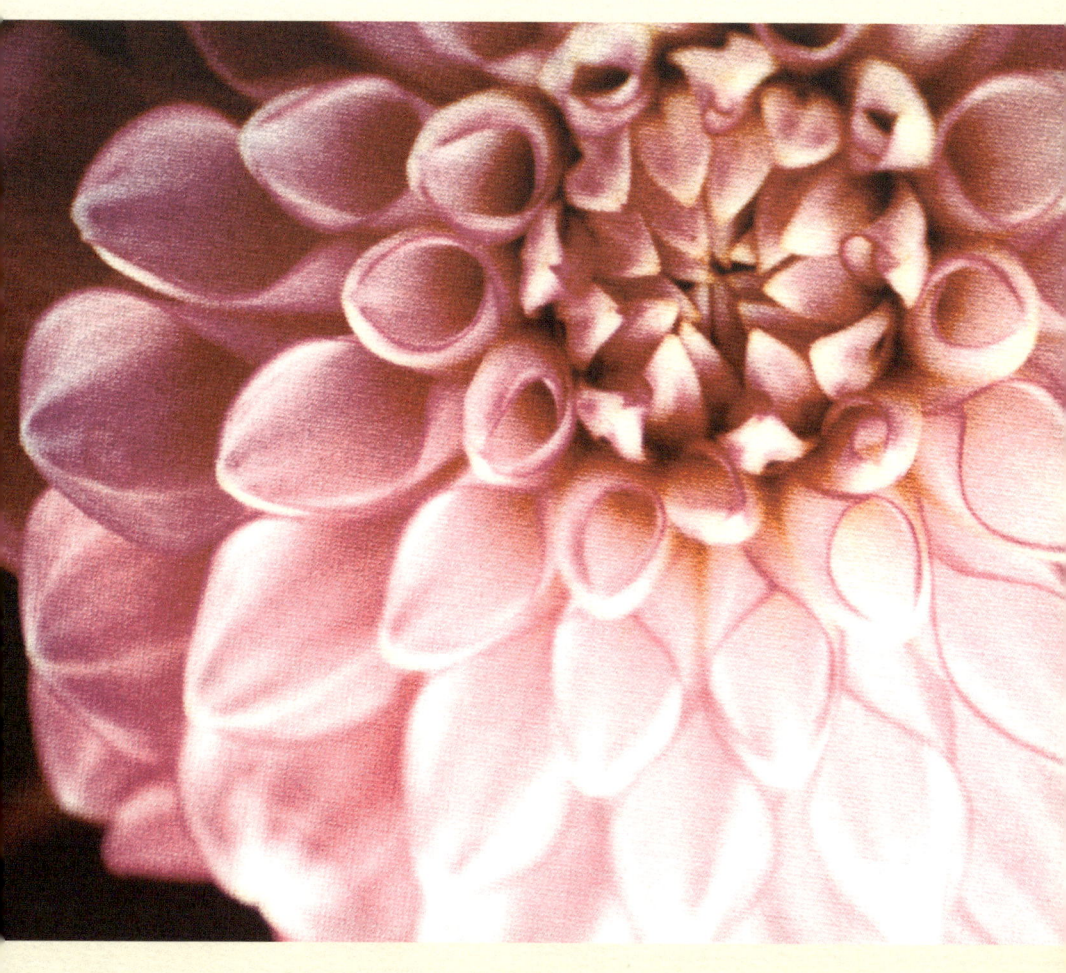

생각과 감정의 격한 소용돌이에 휩쓸려 혼란스러울 때
주의를 기울여 이 두 가지 확언을 반복해보라.
"내 몸은 내가 아니라 내 것이다!" "내 감정은 내가 아니라 내 것이다!"

"내 감정은 내가 아니라 내 것이다!"

당신의 모든 인간적인 희로애락 속에서도 당신을 고요하고 튼튼한 중심으로 돌려놓는 힘, 삶의 온갖 변화와 불확실성 속에서도 균형과 조화를 되찾도록 하는 힘, 온갖 시행착오와 실패와 좌절 속에서도 당신에게 끊임없는 삶의 열정과 희망을 되돌려주는 힘, 그 힘을 발견할 것이다. 그 힘이 내가 이 책에서 계속 강조하는 자연치유력이요, 우주의 대생명력이요, 솔라에너지이다.

어느 것에도 집착하지 않고 자신 안에서 일어나는 여러가지 생각과 감정들을 고요하게 지켜보는 마음의 힘은 모든 것을 균형의 상태로, 자연의 상태로 되돌려놓는 힘이 있다. 이것이 내가 자연치유력 회복의 중요한 요소로 '마음의 관찰'을 꼽는 이유이다.

마음이 체온과 호흡을 관찰할 때

의식있는 마음의 관찰은 물리적 현상을 만들어 내고 그것을 유지하는 힘을 가지고 있다. 욕심이나 두려움 없는 무심하고 투명한 관찰에는 사물을 그 마음을 닮은 원래의 자연 상태로 회복시키는 힘이 있다. 체온과 호흡과 마음의 결합은 불균형 상태의 자율신경을 건강한 균형 상태로 회복시키는 데 놀라운 파워를 발휘한다. 관찰은 '알아차리는 것'인데, 우리는 알아차림으로써 우리의 몸과 마음을 원래의 균형 상태로 회복시킬 수 있다.

당신이 호흡을 느끼면 즉시 호흡이 깊어지고 느려지기 시작한다. 만약 호흡이 편하지 않다면, 호흡이 편하지 않다는 것을 알아차리는 순간, 관찰하는 마음이 우리의 몸에 신호를 보내고, 우리 몸은 편안한 호흡을 할 수 있도록 스스로를 조절한다.

아랫배에 집중해서 호흡을 하면 호흡의 중심이 아래로 내려간다. 이와 더불어 머리가 뜨겁고 아랫배가 차가운 스트레스 상태의 온도 균형에서 머리가 시원하고 아랫배가 따뜻한 이완 상태의 온도 균형으로 전환이 일어난다. 이와 동시에 호흡의 변화에 의해 자연스럽게 교감신경의 흥분이 가라앉고 부교감신경이 활성화된다.

관찰의 힘은 체온에도 변화를 가져온다. 몸의 특정 부위에 의식을 집중하면 그 부위에서 따뜻한 열감이 느껴진다. 우리가 평상시에 체온을 잘 느끼지 못하는 이유는 의식하지 않아도 저절로 조절되기 때문이다. 한편으로는 의식이 항상 외부로 향해 있고, 머리가 여러가지 생각과 감정으로 복잡해서 자신의 내부를 느낄 여유가 없기 때문이기도 하다.

그런 의미에서 체온을 느낀다는 것은 의식이 지금 여기에 집중되어 있는 것을 의미한다. 보통 우리가 체온을 잴 때는 체온계를 들여다보지만, 체온을 '느끼는' 상태는 내면의 눈으로 자신의 바이탈 사인 자체를 느끼고 관찰하는 것이다.

체온과 호흡과 마음의 결합은 스트레스 반응으로 교감신경 우위 상태에 있는 자율신경을 부교감신경 우위의 건강한 균형 상태로 회복시키는 데 놀라운 파워를 발휘한다. 앞서 설명한 바와 같이 호흡을 느끼면 즉시 호흡이 깊어지고 느려지기 시작한다.

아랫배에 집중해서 호흡을 하면 호흡의 중심이 아래로 내려간다. 아랫배의 온도가 올라가면서, 머리가 뜨겁고 아랫배가 차가운 스트레스 상태의 온도 균형은 머리가 시원하고 아랫배가 따뜻한 이완상태의 온도 균형으로 대전환이 일어난다. 이와 동시에, 호흡의 변화에 의해 자연스럽게 교감신경의 흥분이 가라앉고, 부교감신경이 활성화된다.

이 과정에서 아주 놀랍고 중요한 변화가 일어난다. 호흡과 체온을 내부로부터 느끼고 관찰하는 중에, 그러한 이완과 집중 속에서 관찰하는 마음 자체가 관찰 대상이 되고, 의도와 상관없이 마음에서 일어나는 많은 생각과 감정의 소요들이 가라앉게 되는 것이다. 마음이 스스로를 관찰하는 중에 스트레스를 일으키는 생각과 감정의 고리가 끊어진다.

이와 같이 호흡과 체온은 관찰하는 마음의 불을 켜는 스위치 역할을 할 수 있지만, 동시에 그 마음이 관찰하고 변화시키는 대상이 되기도 한다. 당신이 호흡을 관찰할 때 호흡은 저절로 깊고 느려지고, 당신이 자신의 체온을 관찰할 때 체온은 정상적인 범위에서 균형을 회복하게 된다.

이러한 과정을 통해서 당신의 몸과 뇌는 자연치유력이 파워를 발휘할 수 있는 최적의 상태로 만들어진다. 또 그와 동시에 마음 자체가 관찰 대상이 되면서 생각과 감정이 고요해지고, 스트레스 반응 모드가 꺼지고 힐링 모드가 켜진다.

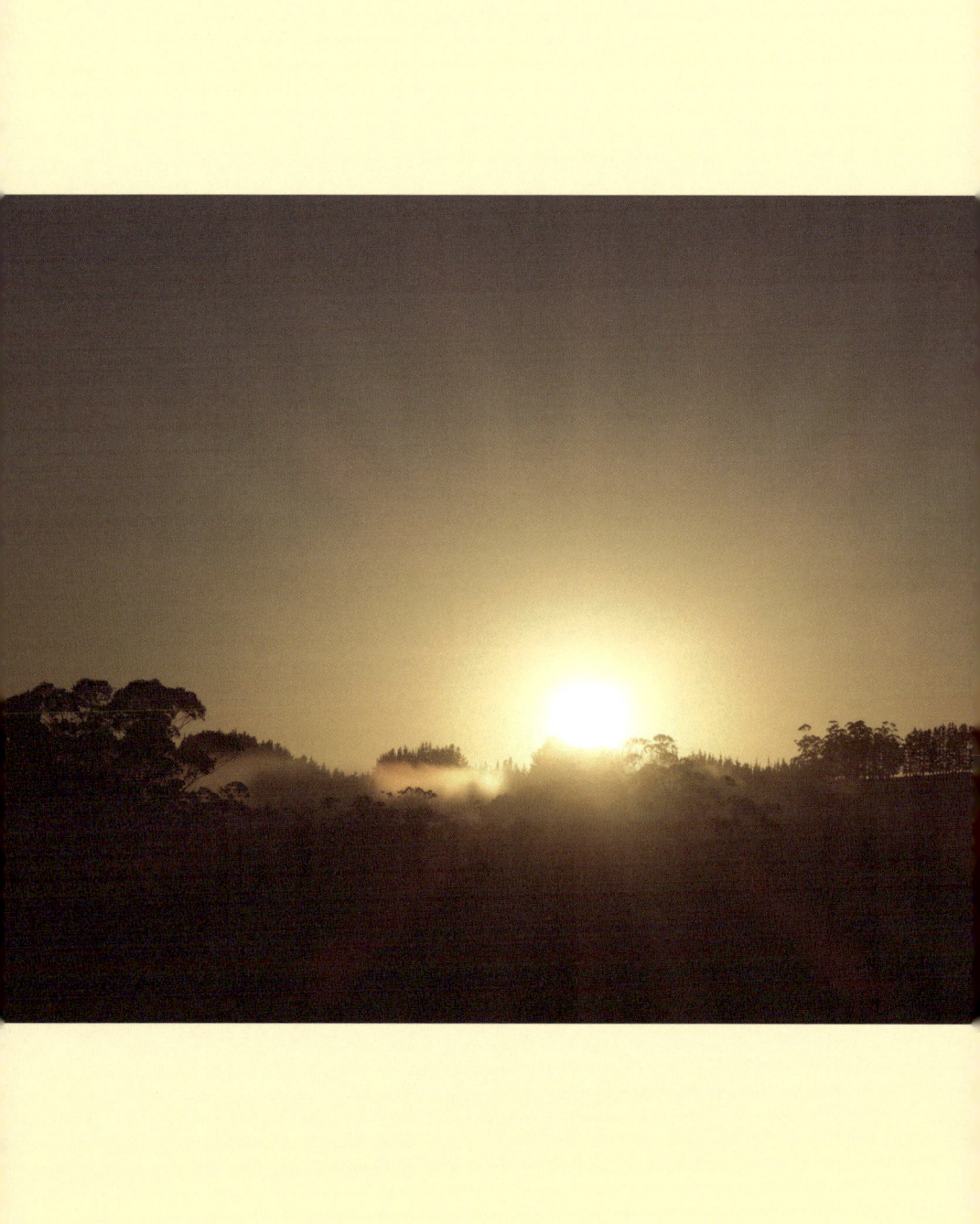

SOLAR BODY

2

솔라바디 메소드

솔라바디란 무엇인가?

몸속에 태양을 품은 사람

나는 앞 장에서 자연치유력의 개념을 소개하고 우리 몸의 자연치유력을 회복할 수 있는 세 가지 열쇠로 체온과 호흡과 마음의 관찰에 대해 이야기했다. 마음의 관찰을 통해 몸의 온도를 느끼고 호흡을 조절하면 우리 몸의 자연치유력이 최고로 발휘될 수 있는 상태가 된다. 그 상태에서 우리 몸의 스트레스 모드가 꺼지고 힐링 모드가 켜진다.

우리 몸의 자연치유력을 극대화하기 위한 구체적인 방법을 이야기하기 전에 자연치유력의 핵심을 다시 한번 짚고 넘어가고 싶다. 자연치유력을 회복한다는 것은 단지 질병에 대한 저항력을 키운다는 의미가 아니다. 내가 이 책에서 이야기하는 자연치유력은 그보다 훨씬 더 깊고 근본적인 의미를 가지고 있다.

자연치유력을 회복한다는 것은 무한한 우주의 대생명력과의 연결을 회복하는 것이며, 그 어떤 것으로도 훼손되지 않고 수많은 변화 가운데에서도 변하지 않는 자신의 본질을 찾는 것이다. 그런 의미에서 내가 말하는 자연치유력은 영적인 차원을 포함하고 있다.

자연치유력이 회복되었을 때 나타나는 가장 큰 변화는 자립적이고 주체적인 삶의 태도와 관점을 갖게 된다는 것이다. 자신의 건강과 행복을 외부에 의존하는 삶에서, 스스로 자신의 건강과 행복을 창조하는 삶으로 전환하는 것이다. 자기 자신 안에 존재하는 생명의 위대한 복원력을 믿고, 진정으로 자기 삶의 주인으로 살아가는 것이다.

나는 이처럼 강력하고 아름다운 삶의 전환을 표현할 적절한 단어를 생각하고 있었는데 어느 날 명상 중에 내 마음을 사로잡은 단어를 찾았다. 그것이 바로 솔라바디다. 앞에서도 언급했지만 솔라바디란 자연치유력과 인성을 회복하여 스스로 자신의 건강과 행복을 창조하는 사람이다. 솔라바디는 내게 영감처럼 떠오른 말이지만 내가 몸과 마음이 밝고 건강한 사람을 태양에 비유하는 데에는 여러 가지 이유가 있다.

태양은 지구상의 모든 생명체가 살아갈 수 있는 가장 근원적이면서도 필수적인 에너지원이다. 태양의 햇빛은 땅과 바다를 데우고, 대기의 온도 차가 생기게 해 바람을 만들고, 물을 순환시키는 물리적인 일을 할 뿐만 아니라, 생명 에너지가 되어 모든 생명체를 존재하고 성장하게 만든다. 태양 에너지는 마치 공기처럼 아무런 대가를 지불하지 않아도 쉽게 취할 수 있기 때문에 우리는 그 고마움을 잘 느끼지 못한다. 그러나 공기가 없이는 인간이 단 몇 분도 살 수 없는 것처럼, 태양이 없는 인간과 지구는 상상할 수도 없다.

단지 지금 현재 내 몸으로 직접 경험하는 태양 에너지만 태양으로부터 온 것이 아니다. 식물이 햇빛으로 광합성을 해서 당분을 만들고, 동물이나 사람은 그 당분을 에너지원으로 삼아 살아간다. 그렇기 때문에 살아 있는 모든 것은 태양 에너지를 담고 있다. 이렇게 태양 에너지는 모든 생명체들 속에서 존재하며 온 지구를 끊임없이 순환하고 있다. 우리가 집을 덥히고 기계를 움직이고 자동차를 운전하기 위해 사용하는 연료인 석유나 석탄도 수억 년 전에 누적된 태양 에너지들이다.

자연치유력이 회복되면서 나타나는 몸의 현상 가운데 하나는 아랫배의 에너지 중심이 강화되어 머리는 시원하고 아랫배는 따뜻해지며 온몸의 기혈순환이 왕성해진다는 것이다. 솔라바디를 가진 사람은 마치 몸속에 태양을 품은 듯이 건강과 활력이 넘치며 밝고 따뜻한 생명 에너지가 흘러넘친다.

또한 태양계의 모든 천체들 중에서 스스로 빛과 열을 내는 유일한 항성인 태양처럼 솔라바디는 자신 안의 무한한 에너지 원천을 스스로 작동시키고 조절할 수 있는 사람이다. 여기에서 중요한 포인트는 '스스로' 할 수 있게 된다는 것이다. 전문가나 시스템에 의존하는 것이 아니라 스스로 자신의 몸과 마음에 활력이 넘치게 하는 법을 알고 그것을 꾸준하게 실천하는 것이다.

태양처럼 빛나는 마음

솔라바디는 단지 몸의 건강과 활력만 강조하는 것이 아니다. 그에 못지않게 마음의 건강, 다시 말하면 인성의 회복을 중요하게 여긴다. 내가 개발한 모든 심신수련법의 밑바탕에는 한민족의 고대 경전인 천부경의 철학이 녹아 있다. 천부경에 '본심본태양앙명(本心本太陽昻明)'이라는 구절이 있다. 본래의 마음은 태양과 같이 밝고 밝아서 스스로 밝음을 구한다는 뜻이다.

   우리 안의 태양과 같이 밝은 마음, 이것은 마치 누구에게나 주어져 있고, 방해만 하지 않으면 언제든지 활동하고 있으며, 문제가 생기면 언제든지 문제를 해결할 만반의 준비를 하고 있는 우리 몸의 자연치유력과 같다. 이 밝은 마음은 누구에게나 있고, 언제든지 활동하고 있으며, 문제가 생기면 그 문제를 비추어 해결할 수 있도록 우리를 돕는다.

   이러한 마음이 자신 안에 있다는 것을 자각하는 것, 이것은 아주 중요하다. 왜냐하면 자신 안에 그 마음이 있다는 것을 느끼고 알 때 그 마음을 원하게 되고, 그 마음을 잃었다면 찾으려는 의지를 내게 되기 때문이다.

　우리 안에 있는 태양과 같이 밝고 환한 마음은 영혼이라고 표현할 수도 있고, 신성이라고 표현할 수도 있다. 계절이 바뀌고 날씨가 바뀌듯이 우리의 감정이나 환경은 수없이 바뀌지만 그 마음은 태양과 같이 늘 거기 그렇게 빛나고 있다. 자기 안에서 빛나고 있는 그 마음을 느끼고 만날 때, 자기를 소중하고 귀하게 여기는 마음이 생긴다. 자기를 귀하고 소중하게 여길 때 다른 생명과 세상에 대해서도 같은 마음을 품게 된다.

　솔라바디가 된다는 것은 자신의 건강과 행복을 외부에 의존하는 삶에서 스스로 자신의 건강과 행복을 창조하는 삶으로 전환하는 것을 말한다. 또한 이것은 태양과 같이 밝고 밝은 마음, 어쩌면 잃어버렸을지도 모를 자신의 영혼과 신성과의 연결을 회복한다는 것이다. 자기 자신 안에 존재하는 위대한 생명의 힘에 대한 절대적인 믿음과 신뢰 속에서, 어떤 상황에서도 그 생명을 활짝 꽃피우며 의미 있는 삶을 살아가는 것이다.

　분주하게 쫓기는 삶을 살다보면 자신의 본래 마음이 어떠한지 돌아볼 여유가 거의 없을 뿐더러 설령 그럴 여유가 있다고 해도 그 마음을 찾고 유지하기가 쉽지 않다. 그런데 삶의 고달픔과 부침 속에서 아무리 우울하고 힘들지라도 자기 마음의 밑바탕으로 내려가 보면 그 본래의 마음은 밝디 밝은 태양과 같다고 천부경은 우리에게 가르쳐주고 있다.

우리 모두에게는 다 태양처럼 밝은 본래의 마음이 있다. 그 마음을 발견하고 그 마음의 빛을 태양처럼 환하게 비추어 주위 사람들을 밝혀주는 사람, 강렬한 태양이 솔라에너지를 발산하듯이 몸과 마음에서 생명 에너지가 넘쳐나는 사람이 바로 솔라바디이다.

나는《변화》라는 책에서 우리의 개체성을 뛰어넘는 전체성, 모든 것을 엮고 모든 것을 통하게 하는 힘, 변화하는 것 속에서도 변하지 않는 우리의 본질과 하나될 때만 진정한 변화가 가능하다고 강조한 바 있다. 나는 지금부터 약 35년 전에 이 전체성을 온몸으로 체험하였다. 내 육체의 경계를 넘어 무한하게 확장하는 것을 경험했으며, 그것은 아주 밝은 빛과 뜨거운 열감으로 나타났다. 이것은 단지 나 혼자만의 경험은 아니다. 동서고금을 막론하고 대부분의 영적 체험은 빛과 열과 무한한 확장의 느낌을 동반한다.

내가 이 책에서 사용하는 솔라에너지라는 단어는 어떤 문맥에서는 태양으로부터 직접 오는 에너지를 의미하기도 하지만, 보다 근본적인 의미에서는 우리의 개체성을 뛰어넘는 이 전체성, 존재하는 모든 것에 하나로 흐르고 있는 이 힘을 가리킨다.

솔라에너지는 햇빛이 만물에 퍼져나가듯 우리 몸에서 따뜻함과 확장되는 느낌으로 체험할 수 있다. 에너지적인 관점에서 보자면 솔라바디가 된다는 것은 따뜻하고 확장되는 이 에너지의 느낌을 수동적으로 경험하는 것이 아니라 스스로 창조하고, 다른 사람들과 적극적으로 나누는 것이다.

솔라바디 메소드

이제 본격적으로 솔라바디를 만드는 방법을 소개할 차례다. 솔라바디 메소드는 크게 세 가지로 구성되어 있다.

첫 번째는 햇빛을 통해 솔라에너지를 직접 받는 햇빛 명상이다. 야외나 햇빛이 잘 비치는 실내에서 편안한 자세로 몸을 햇빛에 노출시키고, 햇빛에 담긴 솔라에너지를 받아서 온몸으로 순환시키는 방법이다.

직접적인 햇빛을 통해 솔라에너지를 충전하는 이 방법은 햇빛이 잘 드는 곳이라면 누구라도 쉽게 시도해볼 수 있다. 야외에 나갈 기회가 생길 때마다, 햇빛 명상을 통해 따뜻한 솔라에너지를 온몸으로 받아들여보라. 이 명상은 산책을 하면서도 할 수 있다.

두 번째는 의식의 집중을 통해 솔라에너지를 충전하는 솔라에너지 회로 명상이다. 이 수련은 우주의 에너지가 움직이는 패턴을 본

따 내가 개발한 12가지 에너지 회로를 활용하는 것이다. 이것은 시간과 장소에 구애받지 않고, 아주 짧은 시간에 강력하게 우리 몸의 에너지 현상을 의식적으로 변화, 증폭시킴으로써 자연치유력을 극대화할 수 있는 방법이다.

솔라에너지 회로 명상은 솔라바디 메소드의 핵심이다. 에너지 명상의 경험이 없는 사람에게는 다소 생소하고 어렵게 느껴질 수도 있겠지만, 사실은 특별한 테크닉이 필요 없는 아주 쉬운 명상이다. 명상 경험이 없는 초보자라도, 회로를 통해 들어온 솔라에너지가 자신의 몸과 마음에 작용하도록 마음만 열면, 그 효과는 상상을 초월할 정도로 빠르고 강력하다.

세 번째는 간단한 동작을 통해 체온을 높이고, 머리는 시원하고 아랫배는 따뜻한 최적의 에너지 균형을 회복하는 세 가지 솔라바디 운동법이다. 이 세 가지 동작들을 익히는 데는 채 몇 분도 걸리지 않을 만큼 간단하지만 그 효과는 매우 탁월하여 지난 35년 동안 전 세계의 수많은 사람들이 이를 통해 놀랄 만큼 효과적으로 건강을 회복했다.

솔라바디 메소드를 활용하는 가장 이상적인 방법은 솔라바디 운동법 세 가지를 통해 몸의 감각을 충분히 열어둔 후에, 솔라에너지 회로 명상을 하는 것이다. 야외라면 온몸으로 햇빛을 받으면서 솔라에너지 회로 명상을 하면 더욱 좋다.

솔라에너지 회로 명상의 장점은 자연치유력 회복을 위한 세 가지 열쇠-체온, 호흡, 마음의 관찰이 의도하지 않아도 저절로 그리고 함께 이루어진다는 데 있다. 솔라에너지 회로 명상을 따라해 보면 이 말이 무엇을 의미하는지 몸으로 이해하게 될 것이다.

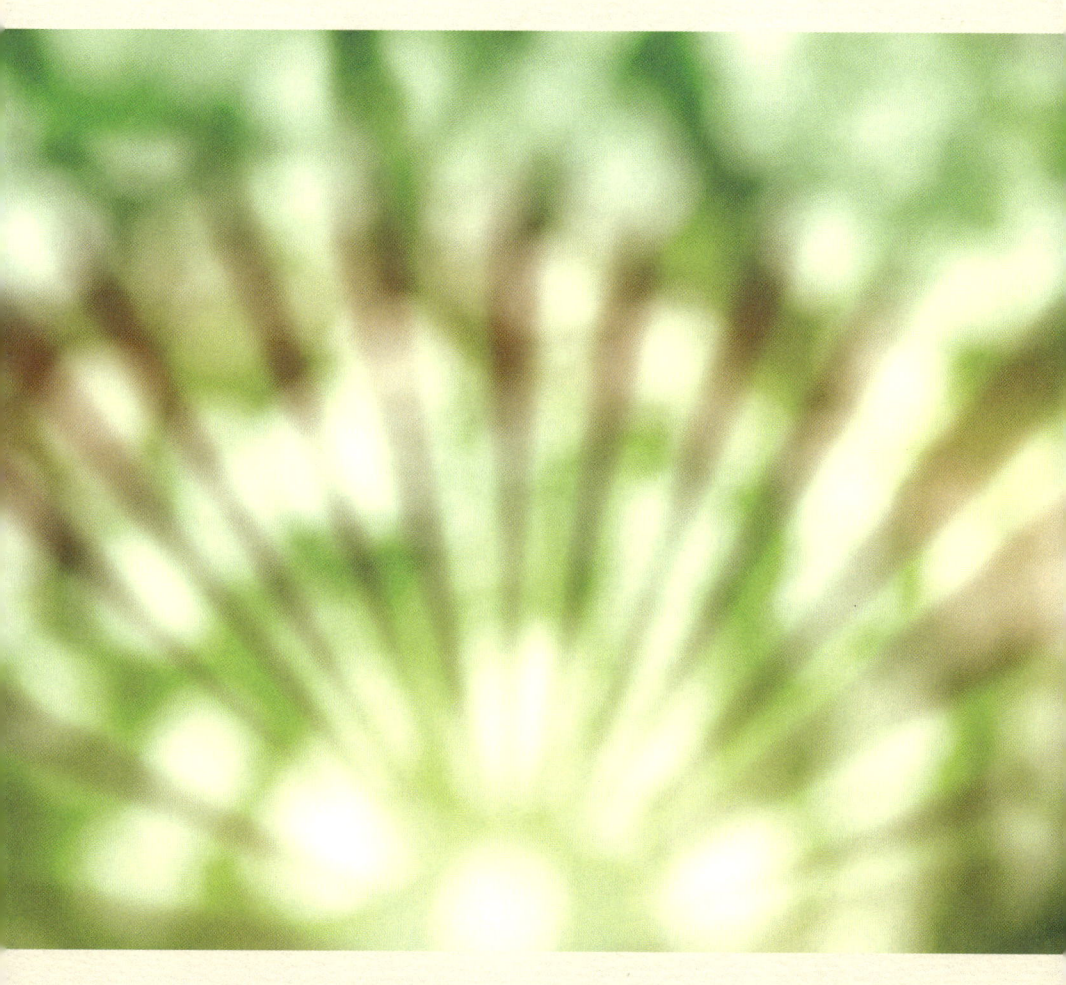

야외에 나갈 때마다 따뜻한 솔라에너지를 온몸으로 받아들여보라. 햇빛이 만물에 퍼져나가듯 우리 몸에서 따뜻한 에너지가 퍼져나가는 것을 느껴보라.

솔라바디 메소드1 • 햇빛 명상

햇빛이 주는 선물

지구상의 모든 생명체가 태양의 에너지를 받아서 살아가듯이 인간도 예외가 아니다. 태양의 에너지가 키워낸 식물이나 동물 등의 음식 섭취를 통해서 간접적으로도 영향을 받지만 쏟아지는 햇빛에 우리 몸은 직접적인 영향을 받는다. 태양광선 중에 적외선은 열기를 발산해 우리가 따뜻하게 지낼 수 있게 해주고, 가시광선은 사물을 눈으로 볼 수 있게 하며 식물이 광합성 작용으로 영양분을 만들도록 돕는다. 그리고 자외선은 인간의 피부에서 비타민 D를 생성하고 살균작용을 해준다.

비타민 D는 태양이 우리에게 공짜로 주는 선물이라고 할 만큼 우리 몸의 자연치유력을 높이는 데에 긍정적인 작용을 한다. 비타민 D는 칼슘의 흡수율을 높여주어 뼈를 튼튼하게 하고 골다공증을 예방할 뿐만 아니라 당뇨, 치주염, 다발성 경화증, 암에 효과적이라고 알려져 있다. 특히 전립선암과 유방암, 대장암에 효과적인데, 비타민 D 결핍증인 남자의 경우 전립선암의 발병률이 약 50%가 높다고 한다. 섭취로는 그 양이 적기 때문에 일조량이 관건인데 하루에 15분 정도 햇빛을 쬐면 하루 필요량이 생산된다. 실제로 도시에 사는 사람들보다 농어촌에 사는 사람들이 인체에서 2배로 많은 비타민 D가 발견되었다고 한다.

또한 낮에 햇빛을 쬐면 밤에 수면을 유도하는 호르몬인 멜라토닌의 분비가 촉진되어 숙면에 도움이 된다. 행복호르몬이라고 알려진 세로토닌도 햇빛을 쬐었을 때 더 많이 분비가 된다. 세로토닌이 분비되면 마음이 안정되면서 행복한 기분이 드는 반면에 세로토닌이 부족하면 마음이 불안 초조해지고 우울증으로 이어지게 된다. 겨울철의 계절성 우울증은 일조량이 줄어들어 멜라토닌과 세로토닌의 분비 저하가 주된 원인으로 꼽히고 있다. 그래서 계절성 우울증을 극복하는 가장 좋은 방법은 매일 일정 시간 햇빛을 쬐면서 멜라토닌과 세로토닌의 분비를 촉진시키는 것이다. 세로토닌은 식욕과도 관련이 있는데 세로토닌의 양이 증가하면 식욕을 조절할 수 있게 되어 음식섭취량이 줄어들고, 반대로 세로토닌의 양이 감소하면 식욕이 자극되어 과식을 하게 된다.

햇빛은 우리의 체온을 높여주는 필수적인 요소이다. 태양빛이 사라진 밤 동안 체온이 최저 상태로 떨어지다가 낮 동안 활동을 하면서 체온이 오르는데, 특히 야외에서 햇빛을 받으며 활동할수록 체온이 높아진다.

손발이 차가워지고 체온이 떨어졌다고 생각되면 청명한 날 햇빛 아래에서 10분만 앉아 있어보라. 금방 온몸이 따끈따끈하게 데워지고 손끝 발끝까지 따뜻해지는 놀라운 효과를 실감하게 될 것이다. 햇빛은 가장 쉽게 체온을 높일 수 있는 자연이 준 최고의 열에너지임은 말할 것도 없다.

사실 내리쬐는 햇빛을 받는 데에는 특별한 기술이 필요한 것은 아니다. 눕거나 앉거나 서는 등 자신이 편한 자세를 취하고 그냥 자연이 주는 선물, 따뜻한 햇살을 만끽하기만 하면 된다. 하지만 몇 가지 자세와 의식의 집중을 통해 신체 내부의 에너지 흐름과 작용을 유도하면 더 효과적으로 솔라에너지를 충전시킬 수 있다. 나의 경험을 통해 터득한 솔라에너지 충전법과 팁을 나누고자 한다.

알다시피 너무 강한 햇빛에 오랫동안 노출되는 것은 강한 자외선 때문에 몸에 해로울 수 있다. 계절이나 날씨, 하루 중의 시간대에 따라서 햇빛의 강도가 달라지는데, 적당한 햇빛의 강도에서 적당한 시간 동안 이 수련을 하는 것이 필요하다. 날씨가 무더운 한여름에는 햇빛이 가장 뜨거운 시간을 피해야 한다. 반대로 추운 겨울철에는 정오 무렵 햇빛이 강한 때를 택하는 것이 좋다. 또한 일출이나 일몰에도 명상을 하기는 좋지만 솔라에너지로 체온을 높이기에는 햇빛의 강도가 다소 약하다. 그래서 계절과 기후에 따라서 약간의 변동은 있겠지만 일반적으로 오전 9시에서 11시 사이, 오후 2시에서 5시 사이가 좋다고 하겠다.

창문에 여과되어서 들어오는 햇빛은 비타민 D를 합성하는 역할을 하는 자외선 B가 거의 통과하지 못하기 때문에 햇빛이 드는 실내에서 할 때는 창문을 열어 햇빛을 직접 쬐는 것이 좋다. 옷은 되도록이면 얇게 입어서 햇빛이 피부에 잘 닿게 하고, 얼굴이나 팔, 다리 등 신체의 일부를 직접 햇빛에 드러내는 것이 좋다.

여름에 햇빛이 강할 때는 5분만 햇빛을 쬐어도 충분할 수 있고, 겨울처럼 햇빛이 약하고 체온이 떨어져 있을 때는 20분 이상 쬐어 몸이 충분히 따뜻해지도록 한다. 보통은 10분에서 15분을 쬐는데, 가능하면 매일 하되 하루에 최소 한 번 내지는 오전과 오후에 각각 한 번씩 두 번을 해주면 좋다.

솔라에너지가 몸에 충분히 충전되었을 때 몸에서 느껴지는 신호가 있다. 그것은 손끝 발끝까지 저릿저릿하게 느껴지는 것이다. 이것은 체온이 올라가 혈관이 확장되어서 손끝 발끝까지 기혈순환이 촉진되는 현상이다. 이러한 느낌이 들면 수련을 곧 마무리하는 것이 좋다. 그렇지 않고 너무 오랜 시간 지속하는 것은 몸이 과열될 수 있고, 자외선의 영향으로 몸에 유해한 활성산소를 과도하게 생성하여 역효과를 불러일으킬 수 있다.

식물들이 태양의 에너지를 받아 광합성을 하듯이 매일 솔라에너지를 충전하여 비타민 D를 합성하고 체온을 높여 온몸의 기혈순환을 촉진시켜 보라. 몸속의 차갑고 습한 냉기가 빠져 나갈 뿐만 아니라 따스하고 눈부신 햇살 속에 둘러 싸여 있다 보면 머릿속을 맴돌던 생각이나 걱정이 없어지면서 마음이 그렇게 평화로워질 수가 없다. 따스한 햇빛에 몸과 마음이 금방 이완되어 졸음이 몰려올 만큼 뇌파가 쉽게 안정이 된다. 솔라에너지로 한 번 충전을 해 놓으면 아랫배와 손발이 따뜻해지고 그 느낌이 몇 시간 동안 지속된다.

손이나 발이 차가워졌다거나 몸과 마음의 에너지가 어둡고 우울하면 주저하지 말고 태양빛을 받으러 나가 보라. 솔라에너지의 눈부시게 밝은 빛과 따뜻한 온기가 당신의 몸속으로 스며들어 어둡고 차가운 에너지를 차츰차츰 몰아내 줄 것이다. 온몸으로 쏟아져 내려오는 솔라에너지의 빛과 온기를 받으며 '내 몸과 마음이 이렇게 따뜻해지다니… 자연은 항상 나를 이렇게 사랑해 주고 있었구나. 이것이 바로 자연이 가져다주는 자연치유이구나'라는 것을 느낄 수 있을 것이다.

● 솔라에너지를 정면으로 받는 방법

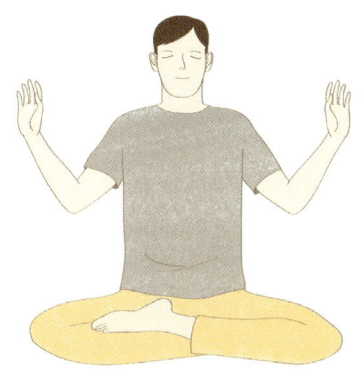 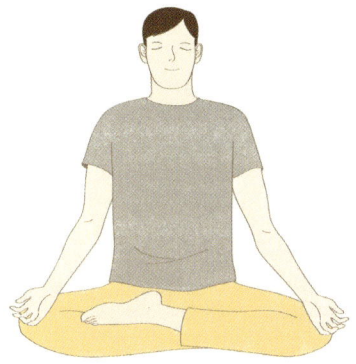

1. 햇빛을 정면으로 향하고 의자에 앉거나 바닥에 반가부좌 자세로 앉아서 허리를 곧게 세운다. 손은 손바닥이 위를 향하게 해서 무릎에 올리거나 팔을 들어 손바닥이 바깥을 향하도록 한다. 가슴과 어깨는 힘을 뺀 채 살며시 눈을 감고 엷은 미소를 짓는다.
2. 온몸으로 쏟아져 내리는 햇살을 만끽한다. 자신의 몸이 태양전지라고 상상하면서 솔라에너지를 온몸으로 받아 충전시키는 것을 시각화한다. 얼굴, 어깨, 팔, 가슴, 복부, 다리 순서로 신체의 위쪽에서 아래쪽으로 차례대로 의식을 이동시키면서 따뜻한 햇살이 자신의 몸을 차례대로 따뜻하게 녹여준다고 상상한다.

3. 고개를 약간 들어서 얼굴로 내리비추는 솔라에너지와 교감을 나눈다. 머리를 아주 천천히 좌우로 돌리면서 감고 있는 눈앞의 빛깔이 변하는 것을 느껴본다. 태양을 정면으로 향할 때는 눈앞에 밝은 황금빛이 느껴지다가 머리를 옆으로 약간 돌리면 주황색, 붉은색이 보인다. 태양빛의 가시광선이 만들어 낸 빛깔들 속에서 솔라에너지와 교감을 한다.

4. 머리의 움직임을 멈추고 얼굴로, 온몸으로 들어오는 솔라에너지를 받아 아랫배 단전에 저장한다. 단전이 점점 따뜻해지는 것을 느끼면서 계속 시각화한다. 온몸이 손끝 발끝까지 충분히 따뜻해졌다고 느껴지면 수련을 마무리한다.

◉ 해를 등지고 솔라에너지를 받는 방법

1. 햇살을 등지고 앉는다. 의자에 옆으로 앉거나 바닥에 가부좌 자세 혹은 더 편안한 자세로 앉는다. 머리를 앞으로 숙이고 등도 약간 앞으로 구부려 햇빛이 등 전체로 닿게 해도 좋다.

2. 등 전체가 태양전지라고 생각하고 등으로 들어오는 솔라에너지를 받는다. 어깨, 폐, 신장, 허리가 점점 따뜻해지는 것을 느낀다. 특히 넓은 면적을 차지하는 폐에 솔라에너지가 충전되어, 각종 호흡기 질환을 일으키는 폐 속의 냉기와 습기를 몰아내 준다고 상상한다.

3. 등으로 들어오는 솔라에너지를 아랫배 단전에 차곡차곡 채우는 것을 의식적으로 시각화하면서 단전에 열기가 증폭되는 것을 느낀다. 온몸이 손끝 발끝까지 충분히 따뜻해졌다고 느껴지면 수련을 마무리한다.

Tip

솔라에너지를 충전할 때 주의사항

지나치게 오랫동안 햇빛을 쬐는 것은 절대 금물이다. 손과 발까지 온몸이 충분히 따뜻해졌다고 느껴지면 수련을 마무리하여 몸이 과열되는 것을 방지하는 것이 중요하다. 특히 여름에 강한 햇빛에 과도한 시간 동안 노출시키는 것은 절대 삼가야 한다. 심부체온이 지나치게 상승하여 심박동이 빨라지고 두통과 어지럼증이 발생할 수 있기 때문이다.

또한 이 수련을 하기 전과 후에 충분한 물을 마셔서 수분을 보충해 주면 좋다. 너무 차가운 물이 아닌 상온의 물이 좋다. 하이킹이나 산행 등 야외 활동을 장시간 할 때도 활동을 시작하기 전에 충분한 물을 마시고 그 후 15분 간격으로 물을 마시는 것이 땀으로 배출된 수분을 보충하는 데 좋다.

솔라바디 메소드 2 · 솔라에너지 회로 명상

에너지를 발생시키는 두 가지 원리

앞에서 햇빛을 통해 솔라에너지를 직접 받는 명상을 했다면 이번에는 햇빛 없이도 의식의 집중을 통해 태양 에너지와 같은 열기와 파장을 몸에서 발생시킴으로써 몸의 건강과 마음의 열정을 회복할 수 있는 솔라에너지 회로 명상을 소개하고자 한다.

회로 명상에 들어가기 전에 먼저 에너지를 발생시키는 두 가지의 원리에 대한 이해가 필요하다.

첫 번째 원리는 특정한 모양은 특정한 에너지를 담고 있다는 것이다. 즉, 점이든, 선이든, 입체적인 것이든 간에 형태나 색깔이 있는 모든 것은 그에 해당하는 특정한 에너지를 담고 있다.

지금 당신 앞에 백지를 한 장 가져와보라. 그 백지를 보고 있을 때 어떤 느낌이 느껴지는가? 이제 그 백지에 삼각형을 하나 그려보자. 백지를 보고 있을 때와 삼각형을 보고 있을 때의 느낌이 어떻게 다른가? 느낌은 곧 에너지다. 백지에서 느껴지는 에너지와 삼각형에서 느껴지는 에너지가 다를 것이다. 이제 삼각형 옆에 사각형과 원을 각각 그려본다. 삼각형에서 느껴지는 느낌과 사각형, 원에서 느껴지는 느낌이 각각 어떻게 다른가?

이렇듯 형태가 있는 모든 것들은 각각 다른 느낌을 주고 그 느낌은 우리 뇌에서 특정한 에너지로 인식이 된다. 그러므로 다양한 모양의 선으로 이루어진 회로는 그에 해당하는 특정한 에너지를 발생시킨다.

여기에서 더욱 중요한 것은 우리는 의식적으로 그 에너지의 느낌을 만들어 내거나 증폭시킬 수 있다는 것이다. 그것은 상상의 힘, 즉 마음의 힘을 통해서 가능하다. 이것이 바로 회로 명상을 이해하기 위한 두 번째 원리, '마음이 곧 에너지를 만들어낸다'는 것이다.

현대 양자 물리학이 밝혀주고 있듯이 우주의 만물은 고정불변된 것이 하나도 없다. 나선형으로 회전하는 은하계부터 인체의 미세한 세포들까지 쉴 새 없이 진동하는 미립자들로 이루어져 있다. 우리가 미립자들을 인식할 수 있는 고성능 현미경으로 이 세상 전체를 본다면 멈춰 있는 것은 하나도 없고 모든 것이 다 진동하고 있다는 것을 확연하게 볼 수 있을 것이다.

양자물리학의 중요한 발견 중의 하나는 미립자가 관찰자의 마음에 따라서 파동의 형태가 될 수도 있고 입자의 형태가 될 수도 있다는 것이다. 즉, 우리의 마음이 곧 에너지가 되어 물질 세계, 현실에 영향을 줄 수 있다는 것이다.

'특정한 모양은 특정한 에너지를 만들어낸다'는 원리와 '마음이 에너지를 만들어낸다'는 두 가지의 원리를 결합하여 만든 것이 바로 솔라에너지 회로 명상이다. 즉, 우리 몸의 에너지 흐름을 긍정적으로 변화시키고 증폭시킬 수 있는 회로를 '의식의 집중'을 통해서 작동시키는 방법이다.

우리는 우주의 에너지와 결코 분리된 존재가 아니다. 이 세상의 모든 존재가 그러하듯이 인간도 우주의 에너지와 끊임없이 교류하고 있다. 우리 몸은 눈에 보이는 육체의 차원을 넘어서 끊임없이 진동하고 있는 에너지체라고 할 수 있다. 수십조 개의 인체 세포에서는 수많은 미립자들이 미세한 진동을 하고 있다. 이와 같이 에너지의 진동과 순환은 몸 전체에서 일어나고 있지만, 특별히 그러한 교류와 순환이 활발한 통로를 경락이라고 하고, 그러한 에너지 포인트를 경혈이라고 한다. 우리 몸에는 12개의 주요 경락과 360여 개의 주요 경혈이 있다고 알려져 있으며, '차크라'라는 에너지 시스템을 통해서 에너지의 흐름과 균형이 조절된다고 알려져 있다.

이러한 에너지의 현상과 흐름은 우리가 굳이 일일이 의식하지 않아도 자연발생적으로 일어난다. 그런데 정말로 중요한 것은 우리가 인체의 에너지 현상을 의식적으로 변화, 증폭시킬 수 있다는 것이다. 그것도 요가나 스트레칭과 같은 몸동작을 통해서가 아니라 단지 의식의 집중, 즉 상상과 시각화를 통해서 순식간에 체험할 수 있다는 것이다.

　마치 코일로 감은 자석을 움직이면 전류가 흐르는 것처럼 의식의 집중을 통해서 우리의 몸에 에너지 회로를 통과시키거나 회전시키면 우리가 의도하는 대로 에너지의 현상과 흐름이 발생한다. 에너지 회로를 타고 우리 몸에 우주의 생명 에너지가 흘러들어오는 길이 형성되면서 몸에는 열감이 발생하고 에너지체의 움직임이 활발해져 그 파동이 크게 증폭된다.

나의 솔라에너지 회로 이야기

어느 날 야외에서 수련하던 중에 눈을 떴는데 태양의 에너지가 공기의 입자들과 서로 섞이는 것을 보았다. 태양의 에너지가 마치 햇빛의 에너지 융단에 수를 놓듯이 다양한 진폭으로 움직이고 있었다. 서로 다른 에너지의 패턴이 시간과 공간을 타고 움직이면서 식물들과 내 몸 그리고 주변의 바위들에 흡수되었다. 내 주위의 모든 것들이 태양의 에너지 패턴을 받아들이면서 따뜻해지고 생생하게 살아나는 것이 느껴졌다.

나는 다양한 에너지 회로가 나의 신경계와 에너지 시스템, 나의 몸 전체에 어떤 영향을 주는지를 주의 깊게 느껴보았다. 이 과정에서 각각의 에너지 패턴이 손상되었거나 불완전한 에너지 시스템을 치유하거나 복구하는 데 아주 효과적인 도구로 사용될 수 있다는 것을 알게 되었다.

내 몸을 통해 체험한 변화에 영감을 받아, 내가 본 다양한 태양의 에너지 회로에 의식을 집중해 다른 사람들을 힐링하는 데 사용하기 시작했다. 그리고 이 과정에서 회로마다 독특한 특성이 있고, 특정한 회로를 단독으로 또는 다양하게 조합하여 사용함으로써 다양한 치유 결과를 만들어낼 수 있다는 것을 알게 되었다.

지금 이 순간에도 대기와 우리 몸속, 존재하는 모든 것 속에는 수없이 많은 다양한 종류의 에너지 회로가 돌아다니고 있다. 단지 육안으로 보이지 않기 때문에 우리가 그 존재를 잘 느끼지 못할 뿐이다.

나는 내가 태양 빛을 통해 본 에너지 패턴 그리고 지난 35년간의 에너지 원리에 대한 직접적인 체험과 연구, 교육을 바탕으로 우주의 생명 에너지가 우리 몸속으로 들어오는 패턴을 정교화하고 시스템화하여 12가지의 솔라에너지 회로를 만들었다.

솔라에너지 회로가 일으키는 현상

솔라에너지 회로 명상을 하면 공통적으로 체험하는 것은 몸에 열기가 더해지고 몸의 에너지 파동이 더 활발해진다는 것이다. 그 느낌은 직접 태양빛을 통해 솔라에너지를 받았을 때 몸에 열기가 더해지고 손발이 찌릿찌릿하면서 몸의 에너지 파동이 증폭되었던 느낌과 비슷할 것이다. 나중에 이 회로 명상에 익숙해지면 직접 솔라에너지를 받을 때보다 훨씬 더 강력하고 빠르게 에너지가 충전되는 경험을 할 수 있다.

   중요한 것은 의식의 집중, 마음의 힘을 최대한 잘 사용하는 것이다. 마음속으로 '나는 이 명상을 잘 못하는 것 같아'라고 생각하면 그만큼의 에너지만 경험할 것이고, '나는 이 명상으로 엄청난 에너지를 받을 수 있어'라고 생각하면 그런 강력한 에너지를 끌어올 수 있다. 다시 말하지만 의식과 에너지는 분리된 것이 아니다. 의식이

에너지를 만들고, 에너지가 의식을 만든다. 이 둘은 항상 서로 반응하고 서로 영향을 미치고 있다.

마음의 힘이 강력할수록 솔라에너지의 회전 스피드도 빨라지고 그에 따라 솔라에너지를 몸에 충전하는 속도도 빨라진다. 빛의 속도는 우주의 한계 속도로 알려져 있다. 빛보다 빠르게 움직일 수 있는 것은 없다는 것이다. 그렇게 빠른 빛이지만, 물리적인 실체이기 때문에 움직이는 데 시간이 걸린다. 태양에서 발산된 빛이 지구에 도달하는 데는 약 8분이 걸리지만, 우리 은하에서 가장 가까운 은하인 안드로메다까지는 빛으로 230만 년이나 걸린다. 우주적인 스케일에서 보자면 빛의 속도도 그렇게 빠르지가 않은 셈이다. 하지만 우리 마음의 속도는 그러한 빛의 속도보다 빠르다. 이 솔라에너지 회로 명상을 거듭하다 보면 마음의 힘이 얼마나 강력한지를 체험하게 될 것이다.

명상이 더 깊어지면 태양빛을 10~20분 정도 쬔 것과 같은 열감을 1분 안에 당신의 몸에서 발생시킬 수 있다. 처음에는 그 느낌이 작을지라도 계속 집중해서 이 회로 명상을 반복하다 보면 나중에는 솔라에너지처럼 강력한 빛과 열기가 몸속에서 순식간에 발생하는 것을 체험할 수 있을 것이다. 이 수련의 장점은 태양빛이 없는 밤이나 흐린 날에도 그리고 실내에서도, 언제 어디서나 의식의 집중을 통해서 순식간에 솔라에너지를 충전할 수 있다는 점이다.

회로가 몸 전체나 특정한 몸 부위를 뚫고 지나가면서 찬 기운이 빠져나가기도 하고, 따끔따끔한 느낌이 들기도 하고, 아주 뜨거운 열감이 느껴지기도 할 것이다. 회로의 에너지 작용이 강렬해짐에 따라 실제로 몸에서 미세하거나 큰 진동이 일어날 수도 있는데 그것을 제어하려고 하지 말고 그냥 진동에 몸을 맡기는 것이 중요하다. 그 과정에서 몸속에 정체된 탁기와 냉기가 자동적으로 나가는 자연치유 현상이 일어난다.

솔라에너지 회로 명상을 통해 내가 앞에서 이야기한 자연치유력의 세 가지 조건(체온, 호흡, 마음의 관찰)이 저절로 일어나는 것을 경험할 수 있을 것이다. 회로의 작용이 점차 강해지면서 체온이 올라가는데 머리는 시원해지고 복부는 따뜻해져서 체온과 에너지의 자연스러운 균형이 회복된다. 처음에는 미세하거나 강렬한 진동이 일어나면서 호흡이 빨라졌다가 나중에는 호흡이 점차 고르고 느려지며 안정되기 시작한다. 또한 마음의 집중을 통해 몸 안에서 다양한 에너지 현상이 일어나고, 에너지의 변화에 따라 마음이 바뀌는 것을 관찰하면서 마음과 에너지의 상호 관계에 대한 이해도 더 깊어진다. 마음을 열고 솔라에너지를 온몸으로 받아들이는 순간, 우리 몸과 마음에서는 자연치유력이 극대화될 수 있는 환경이 저절로 만들어진다.

솔라에너지 회로
명상에 들어가기 전에

12회로 명상에 들어가기에 앞서 먼저 몇 가지의 기본 에너지 회로 명상을 통해 특정한 모양의 회로가 어떻게 에너지를 증폭시키는지, 마음이 어떻게 에너지를 발생시키는지를 체험해보자.

◉ **기본 회로 명상 1: 손으로 내려오는 회로**

바닥에 반가부좌 자세로 앉거나 의자에 앉아서 척추를 곧게 편다. 어깨와 목에 힘을 빼고, 손바닥은 편 채 양손을 무릎에서 15cm 정도 위로 올린다. 눈을 살며시 감고 마음을 손바닥에 집중한다. 이제 손바닥 한가운데에 집중한다. 그곳에는 장심이라는 에너지 통로가 있다.

손바닥 한가운데로 솔라에너지의 빛기둥이 내려오는 것을 시각

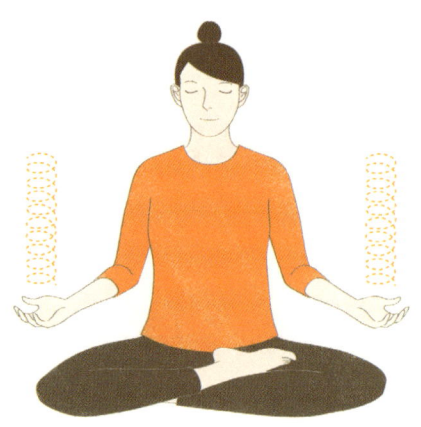

화한다. 손바닥 위로 에너지가 내려온다. 손이 점점 무거워진다. 손을 5cm 정도 위로 천천히 올렸다가 다시 내리는 동작을 반복하면서 손 위의 무게감을 느껴본다. 손이 묵직하거나 찌릿찌릿한 느낌이 바로 에너지의 느낌이다.

천천히 동작을 멈추고 이제 손바닥 중심으로 나선형의 솔라 에너지가 빠르게 회오리치면서 들어오는 것을 시각화한다. 나선형 회로가 더 빠르고 강력하게 들어온다고 계속해서 의식을 집중한다. 손바닥 한가운데 장심으로 들어온 나선형 회로가 팔을 타고 팔꿈치, 어깨로 가면서 정체된 에너지의 길을 뚫는 것을 상상한다. 손이 점점 뜨거워지고, 미세하거나 큰 진동이 일어날 수도 있다. 양팔을 타고 들어온 두 회로가 가슴에서 만나며 밝은 빛이 가슴 전체로 퍼져나간다.

솔라에너지 회로 명상 후 몸의 에너지 상태를 관찰한다. 가슴으로 숨이 편안하게 쉬어지고, 양팔과 가슴이 따뜻해지고, 몸의 에너지 파동과 진동이 증폭된 것을 느낄 수 있을 것이다. 숨을 깊이 들이마시고 길게 내쉬며 명상을 마친다.

● **기본 회로 명상 2:** 정수리에서 척추로 내려오는 회로

바닥에 반가부좌 자세로 앉거나 의자에 앉아서 척추를 곧게 편다. 어깨와 가슴에 힘을 빼고 상체를 편안하게 이완한 다음, 손바닥은 편 채로 무릎 위에 올린다. 턱을 안쪽으로 약간 잡아당겨서 척추와 머리가 일직선이 되게 하고 눈은 살며시 감는다.

마음을 머리 위 정수리에 집중한다. 그곳에 백회라는 에너지 통로가 있다. 한 손의 검지와 중지로 정수리를 톡톡 두드리면 백회가 더 잘 느껴진다.

이제 시계방향으로 순환하는 나선형의 황금빛 솔라에너지가 머리 위쪽에서 정수리로 내려오는 것을 상상한다. 나선형의 회로가 정수리로 들어와 뇌를 지나 척추로 내려간다. 이 회로가 나선형으로 빠르고 강력하게 회전하며 척추 마디마디를 통과하며 에너지 통로를 만든다.

이제 정수리로 내려오는 나선형의 반경이 점점 확대되어 몸통을

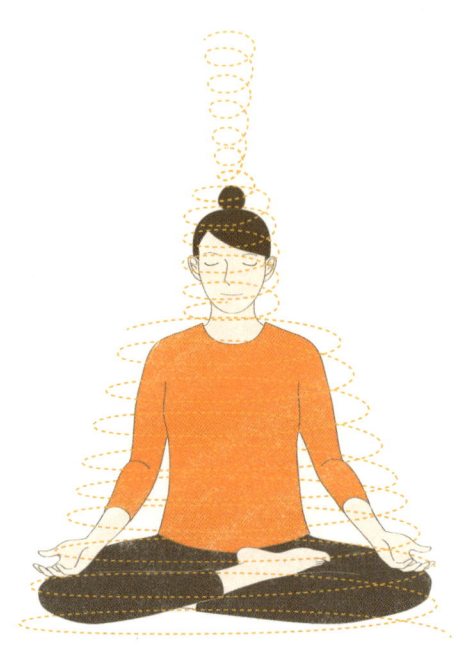

휘감는다. 머리가 좌우로 움직이거나 척추를 중심으로 미세하거나 큰 진동이 일어날 수도 있다. 당신의 몸이 나선형으로 빠르게 진동하는 거대한 에너지장 속에 감싸여 있다. 그 속에 가득 들어찬 솔라 에너지가 당신의 몸을 충전시킨다.

   회로 명상 후의 에너지 상태를 관찰한다. 몸, 특히 아랫배 단전에서 열감이 발생하고, 가슴은 가볍고 마음이 밝아진다. 몸의 에너지 파동이 증폭되어 온몸에 활기가 가득 차는 것을 느낄 수 있을 것이다. 숨을 깊이 들이마시고 길게 내쉬며 명상을 마친다.

● **기본 회로 명상 3: 제 3의 눈으로 다가오는 회로**

바닥에 반가부좌 자세로 앉거나 의자에 앉아서 척추를 곧게 편다. 어깨와 가슴을 편안하게 이완하고, 손바닥은 편 채 무릎 위에 올린다. 턱을 안쪽으로 약간 잡아당겨서 척추와 머리가 일직선이 되게 하고 눈은 살며시 감는다.

 마음을 이마 한가운데 있는 에너지 통로인 제 3의 눈에 집중한다. 눈앞에 시계방향으로 움직이는 나선형 모양의 빛이 당신을 향해 다가오는 것을 상상한다. 제 3의 눈인 6번 차크라의 에너지가 충

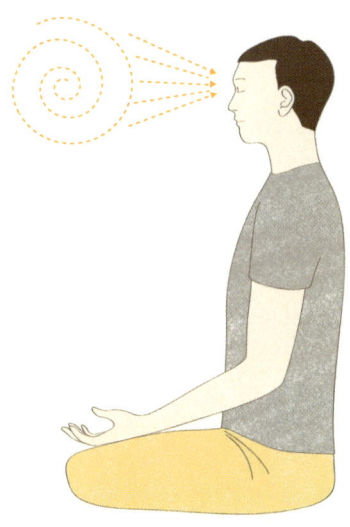

분히 활성화된 사람은 그 빛을 볼 수 있다. 하지만 빛이 보이지 않더라도 명상을 하는 데는 문제가 없다. 그러한 빛을 상상하는 것만으로도 충분하다.

나선형의 에너지가 제 3의 눈으로 들어와 뇌와 몸 전체로 퍼져 나가는 것을 상상한다. 마치 그 빛이 당신에게 다가와 말을 거는 것 같기도 하고, 당신이 그 빛 속으로 점점 빨려 들어가는 것 같기도 하다. 당신의 몸 전체가 빛으로 밝게 빛나는 것을 시각화한다.

회로 명상 후 당신의 에너지 상태를 관찰한다. 몸이 따뜻해지고, 머리가 개운해지고, 몸의 에너지 파동이 더 증폭된 것을 느낄 수 있을 것이다. 숨을 깊이 들이마시고 길게 내쉬며 명상을 마친다.

단계별 솔라에너지 12회로 명상

나는 이 책에서 솔라에너지의 회로를 크게 4단계로 구분해서 소개했다.

1단계 운기 회로를 통해 에너지 감각을 충분히 익힌 다음, 잘 활용할 수 있게 되면 다음 단계로 넘어갈 것을 권한다. 12가지의 솔라에너지 회로는 어떤 방식으로든, 몸의 어떤 부위에라도 사용할 수 있지만 처음에는 각 회로의 진동수에 몸 전체가 조율되도록, 몸 전체를 감싸는 큰 회로를 사용하는 것이 좋다. 큰 회로에 익숙해지고 나면 다음에는 몸의 여러 부위에 동시에 작용하는 여러 개의 작은 회로를 사용해본다.

12개의 회로는 솔라에너지를 잘 흡수할 수 있도록 몸의 기맥(氣脈)을 열어주는 도구다. 기맥이 활짝 열릴 때 솔라에너지가 시원하게 많이 들어온다. 회로 명상에서 사용하는 12개의 회로는 바로 떠올릴 수 있을 만큼 친숙해질 필요가 있다. 여기에는 세 가지 방법이 있는데 첫 번째는 종이 위에 연필이나 펜으로 그려보는 것이고, 두 번째는 허공에 손으로 그려보는 것이며, 세 번째는 마음의 눈으로 회로가 몸에 작용할 때 몸에서 일어나는 감각을 관찰함으로써 몸 전체로 회로를 경험하는 것이다. 아래 회로 명상이 바로 몸 전체로 회로를 경험하는 방법이다.

만약 에너지 명상에 대한 경험이 없는 초보자라면 회로를 상상해도 처음에는 별 느낌이 없을 수 있다. 그래도 상관없다. 특정한 느낌이 있든 느낌이 전혀 없든, 실망하지 않고 꾸준히 하는 것이 중요하다. 이 모든 것이 명상의 한 과정일 뿐이다. 계속 반복해서 훈련을 하다보면 나중에는 마음이 차분해지고 에너지 감각이 깨어나면서 새로운 지각의 세계가 열린다. 몸과 마음에 대한 집중력이 높아지면서 자신의 몸 상태를 스스로 관찰하고, 문제점을 찾아내고, 관리할 수 있다.

집중된 의식만큼 강력한 에너지도 없다. 돋보기를 뚫고 나와 종이를 태우는 태양 광선처럼 의식을 한곳에 집중하면 거기에 에너지가 발생해 빛을 만들고 열을 발산한다. 아래 회로 명상으로 집중력과 상상력을 키워보기 바란다. 당신의 에너지장과 각각의 회로의 진동을 일치시켜 자연치유의 효과가 최대한 발휘될 수 있도록 충분히 연습해보기 바란다.

1단계 • 운기 회로
몸과 마음의 에너지 통로를 열어준다

본격적인 운동을 시작하기 전에 몸을 움직여 워밍업을 하는 것처럼 1단계의 네 가지 회로는 솔라에너지가 몸속에서 원활하게 움직일 수 있도록 길을 터주는 역할을 한다. 회로의 방향은 서로 다르지만 몸속에 정체되어 있는 탁한 에너지를 뽑아냄으로써 막혀 있던 에너지의 물꼬를 열어준다는 공통점이 있다. 운기 회로는 다른 회로들에 비해 상대적으로 부드러우며 유동적이다.

그리고 더 역동적인 2단계의 회로를 경험하기 전에 우리 몸을 준비시키는 데 도움을 준다. 이 회로들은 마치 하수구의 물이 소용돌이치며 빠져나가듯 몸 전체를 나선형으로 감싸며 부드럽게 몸속으로 흘러들어간다.

솔라에너지의 유입이 많아지면 잘못된 생활습관, 부적절한 식생활, 자세의 불균형 등으로 여러 해 동안 꾸준히 축적되어온 체내의 찌꺼기들이 자연스럽게 밀려나가고 본래의 자연스러운 에너지 순환을 회복해 온전한 건강을 누릴 수 있다.

1번 회로
맑은 기운을 모아주는 **순회전 회로**

순회전 회로는 시계 방향으로 회전하며 기운을 감아주고 모아주면서 몸속을 뚫고 들어오는 작용을 한다. 순회전 회로를 타고 솔라에너지가 몸속으로 순조롭게 유입되면 기운의 흐름이 균형과 조화를 이루어 기분이 좋아지고, 몸과 마음이 편안해지고 가벼워진다. 시간이 날 때마다 5분 정도 연습하면 몸속의 에너지가 빠르게 충전되고 집중력도 높아진다.

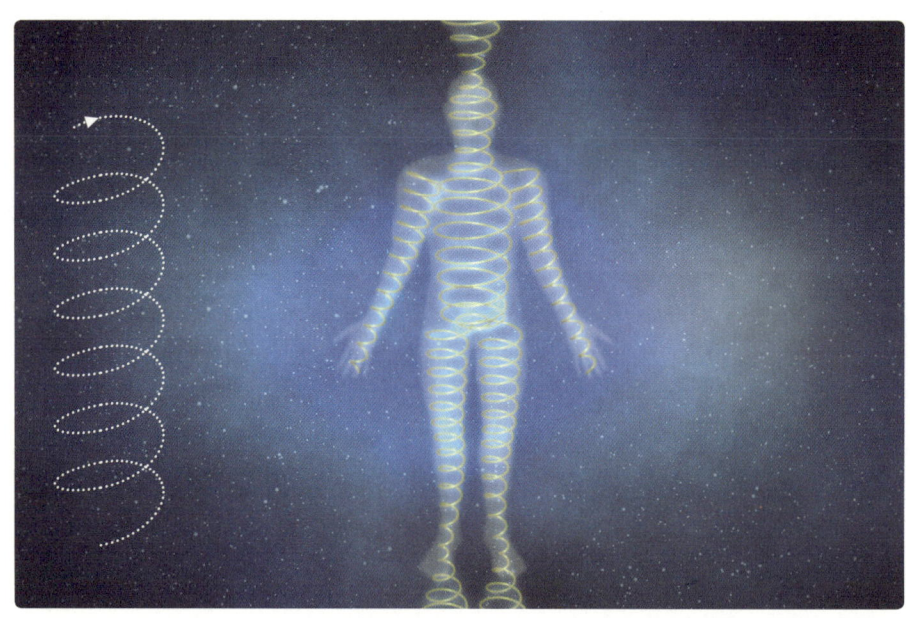

● 순회전 회로 명상

1. 등을 곧게 펴고 의자나 바닥에 편하게 앉는다.
2. 눈에 긴장을 풀고 순회전 회로를 무심히 바라본다.
   회로를 바라보면 자연스럽게 회로의 에너지가 연결된다.
3. 이제는 눈을 감고 마음의 눈으로 나선형의 순회전 회로가 머리 위에서 오른쪽으로 감기면서 정수리로 들어오는 것을 그려본다.
4. 의식을 머리에 집중하면 머리가 시원해지는 느낌, 정수리가 간질거리는 느낌, 두개골의 판들이 미세하게 움직이고 이완되면서 실제로 딱딱거리는 소리가 들리기도 한다.
5. 호흡을 내쉴 때마다 정수리로 들어온 빛이 막힌 경락을 뚫고 몸 구석구석을 통과하며 환하게 퍼져나간다고 상상한다.
6. 몸 전체에 빛이 가득 차서 온몸이 밝게 빛나는 것을 느껴본다.
7. 몸과 마음이 편안하고 가벼워지는 느낌이 들면 천천히 심호흡을 세 번 하고 눈을 뜬다.

Tip

에너지가 잘 느껴지지 않거나 집중이 안 될 때는 자석을 활용해보자. 손에 매미자석을 쥐고 자신의 몸에서 3센티미터 정도 떨어진 허공을 도화지 삼아 머리에서 몸통까지 몸을 따라가며 회로를 그려본다. 손이 가는 곳에 자연히 의식이 따라가므로 집중력이 높아지고, 명상의 깊이도 달라진다. 자석의 자기장이 에너지의 느낌을 증폭시켜 잠깐만 해도 몸이 가벼워지고 피로가 풀린다.

2번 회로

막힌 기운을 풀어주는 **역회전 회로**

역회전 회로는 반시계 방향으로 돌며 막힌 기운을 풀어주고 이완시키며 독소를 몸 밖으로 빼내거나 뽑아내는 작용을 한다. 순회전 회로로 에너지의 통로를 연 다음, 바로 이어서 해주면 더 효과적이다. 역회전 회로에 의해 형성된 에너지는 온몸을 통해 움직이면서 세포 속에 있는 해소되지 않은 정보와 정체된 에너지를 부드럽게 내보낸다.

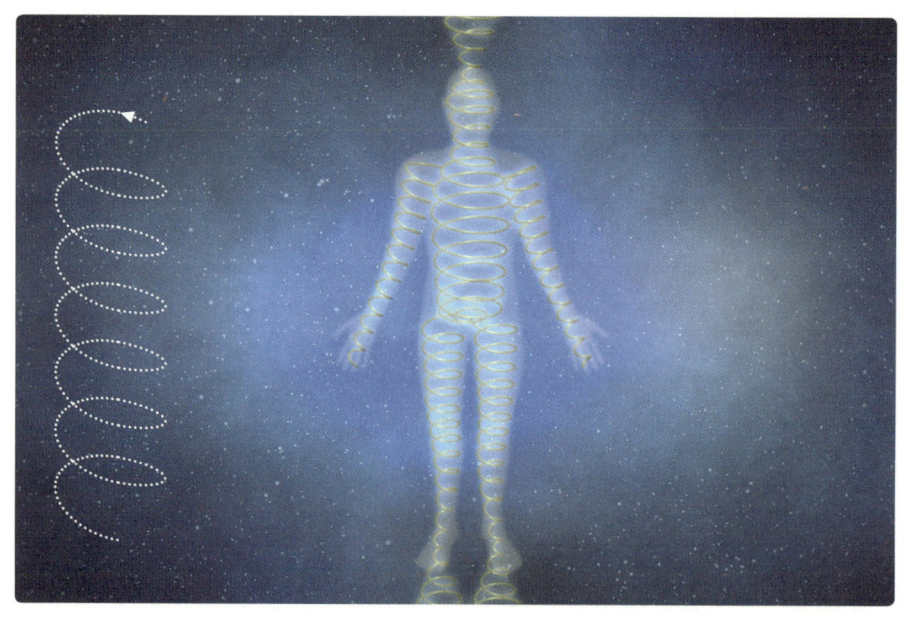

SOLAR BODY

노폐물과 피로물질이 빠져나가면서 근육이 풀리고 피로감이 해소된다.

● 역회전 회로 명상

1. 등을 곧게 펴고 의자나 바닥에 편하게 앉는다.
2. 눈에 긴장을 풀고 역회전 회로를 무심히 바라본다. 회로를 그저 바라보기만 해도 자연스럽게 회로의 에너지가 연결된다.
3. 이제는 눈을 감고 마음의 눈으로 나선형의 역회전 회로가 머리 위에서 왼쪽으로 감기면서 정수리로 들어와 온몸을 통과하는 것을 그려본다.
4. 역회전 회로가 몸 구석구석을 통과하며 나사를 풀어주듯 막혀 있던 에너지를 몸 밖으로 뽑아낸다.
5. 몸의 부위에 따라 따끔따끔한 느낌이나 열감, 전기적인 느낌, 물이 흐르는 듯한 느낌 등 실제적인 감각을 느낄 수 있다.
6. 긴장되고 굳은 부위가 스르르 풀리면서 탁한 에너지가 손끝, 발끝으로 쭉쭉 빠져나간다. 몸에서 열이 나기도 하고 꿈틀꿈틀 진동이 일어나기도 한다. 회로는 동적이면서도 균형감각을 가지고 있어 언제나 몸과 마음의 중심을 바로잡아준다.
7. 몸이 따뜻하고 개운한 느낌이 들면 천천히 심호흡을 세 번 하고 눈을 뜬다.

3번 회로
마음의 독소를 정화하는 순측방 회전 회로

순측방 회전 회로는 감정적인 독소들과 당신의 영혼에 기록된 업과 정보들을 정화하는 파워풀한 도구이다. 그 업과 정보들이 해소될 때 당신이 알고 있든 모르고 있든, 마음의 긴장들도 함께 이완되고 정화된다. 이 회로 명상은 우리 의식 속에서 나쁜 기억을 해소하고 사랑과 감사의 긍정적인 마음을 키움으로써 보다 희망적이고, 낙관적이며, 열정적인 삶을 창조할 수 있도록 도와준다.

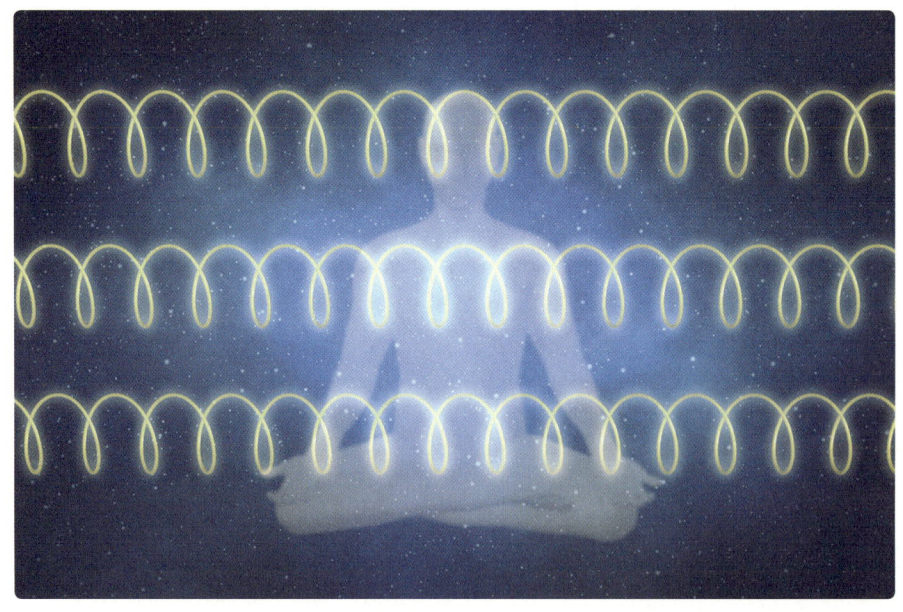

SOLAR BODY

몸의 구석구석까지 연결된 마음에 긍정적인 생각만 담고 있어도 인체를 둘러싼 생명전자의 에너지장이 활발해져 자연치유력이 강화된다.

● 순측방 회전 회로 명상

1. 등을 곧게 펴고 의자나 바닥에 편하게 앉는다.
2. 눈에 긴장을 풀고 순측방 회전 회로를 무심히 바라본다. 회로를 그저 바라보기만 해도 자연스럽게 회로의 에너지가 연결된다.
3. 이제는 눈을 감고 마음의 눈으로 순측방 회전회로가 오른쪽으로 회전하며 몸의 전후, 좌우로 관통해 들어오는 것을 그려본다.
4. 만약 원치 않는 안 좋은 기억이 계속해서 떠오른다면 그 기억을 회로의 갈고리에 걸어서 쏙 뽑아낸 다음, 강물에 유유히 흘려보낸다고 상상해보라.
5. 하나씩 기억을 흘려보낼 때마다 마음속으로 혹은 소리 내어 다음과 같이 혼잣말을 해보라. "미안합니다. 용서하세요. 감사합니다. 사랑합니다."
6. 계속 반복해서 말하다보면 과거에 경험했던 불안함과 두려움, 암울했던 기억과 장애물이 사라지고 그 자리에 감사와 사랑, 희망이 차오른다.
7. 순측방 회전 회로를 바라보며 천천히 심호흡을 세 번 하고 눈을

뜬다. 필요하다면 여러 번 반복해보라. 그리고 처음에 비해 얼마나 더 마음이 편안하고 따뜻해졌는지 확인해보라.

> **Tip**
>
> 마음의 독소는 태어나서 지금까지 정신적으로 해소하지 못해서 계속 쌓아온 것들, 해결 방법을 찾지 못해 누적되어온 것들을 다 포함한다. 이것을 제대로 배출하지 못하면 병으로 발전한다. 매일매일 몸과 마음에 쌓이는 독소는 잠자리에 들기 전에 모두 뽑아내는 것이 좋다. 무엇보다 좋고 싫은 감정에서 독소가 생기므로 감정에 지나치게 얽매이지 말고, 무심한 마음을 기르는 것이 독소를 막는 최고의 비결이다.

4번 회로
의식의 렌즈, **역측방 회전 회로**

역측방 회전 회로는 시간과 공간의 주인이 될 수 있게 도와주는 의식의 렌즈와 같다. 의식의 렌즈를 통해 시공간을 자유롭게 이동하면서 과거의 아름다운 추억을 음미하거나 고통스러운 기억으로 인한 상처들을 해소할 수 있다. 또한 미래의 모습에 접속함으로써 지금 당신에게 필요한 지혜나 조언을 얻을 수도 있다. 의식의 렌즈에는 한계가 없다. 당신이 원하는 시간과 장소로 어디든 갈 수 있다.

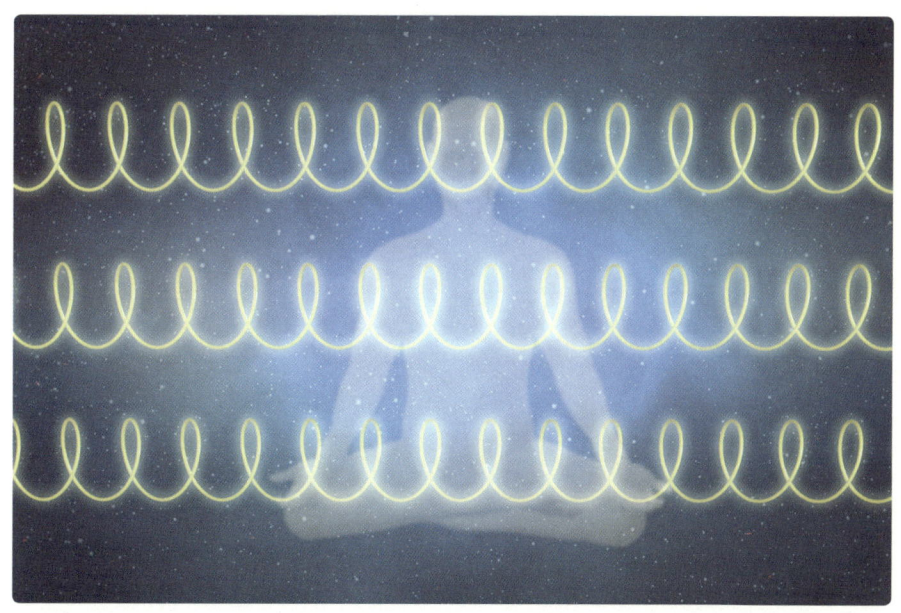

● 역측방 회전 회로 명상

1. 등을 곧게 펴고 의자나 바닥에 편하게 앉는다.
2. 눈에 긴장을 풀고 역측방 회전 회로를 무심히 바라본다. 회로를 그저 바라보기만 해도 자연스럽게 회로의 에너지가 연결된다.
3. 이제는 눈을 감고 마음의 눈으로 역측방 회전 회로가 왼쪽으로 회전하며 몸의 전후, 좌우로 관통해 들어오는 것을 그려본다.
4. 자연스럽게 회로의 흐름을 타면 망원렌즈처럼 멀리 있는 것을 가까이 당겨 확대할 수도 있고, 가까이 있는 것을 먼 곳으로 날려 보낼 수도 있다. 역측방 회전 회로 속에서 당신은 과거와 현재, 미래를 원하는 대로 이동할 수 있다.
5. 당신이 원하는 것을 떠올려보라. 당신은 지금 어디에 있는가? 당신이 선택한 그곳으로 가서 과거의 안 좋았던 기억들을 정화하고, 미래 자신의 모습을 대면하며 지혜를 얻을 수도 있다. 만약 당신이 원하는 미래의 모습을 보았다면 그러한 미래를 성취하기 위해 필요한 단계를 밟으며 노력하는 모습도 떠올려본다.
6. 당신의 모습이 만족스럽고 행복한 느낌이 들면 천천히 심호흡을 세 번 하고 눈을 뜬다.

SOLAR BODY

2단계 • 파워 회로

강력한 전자기장을 형성해 몸과 마음, 정신에 파워를 준다

2단계에서 소개하는 3개의 회로는 에너지를 보다 활성화시키고, 몸과 마음 그리고 정신에 강력한 힘을 준다.

2단계의 파워 회로는 강력한 전자기장을 형성해 활동적이고, 역동적인 에너지를 충전시켜주는 역할을 한다. 파워 회로를 사용할 때는 당신이 바라는 상황과 목표를 머릿속에 구체적인 이미지로 그리면서 회로를 응용하면 효과가 훨씬 더 배가될 것이다.

이러한 훈련을 통해 병에 대한 막연한 불안과 두려움, 공포심을 감소시킬 수 있고, 질병을 치유하는 데에 스스로도 뭔가를 할 수 있다는 자신감을 준다.

5번 회로

초강력 지우개, 제트 회로

제트(Z) 회로는 지우개 역할을 한다. 이 회로는 레이저빔이 훑고 지나가는 것처럼 몸의 독소나 노폐물을 빠르게 제거하여 육체적인 건강과 활력을 북돋아 준다. 흩어져 있는 에너지를 정돈하고 현재에 더 집중할 수 있게 함으로써 정력과 파워를 가지고 의욕적으로 생활할 수 있도록 도와준다.

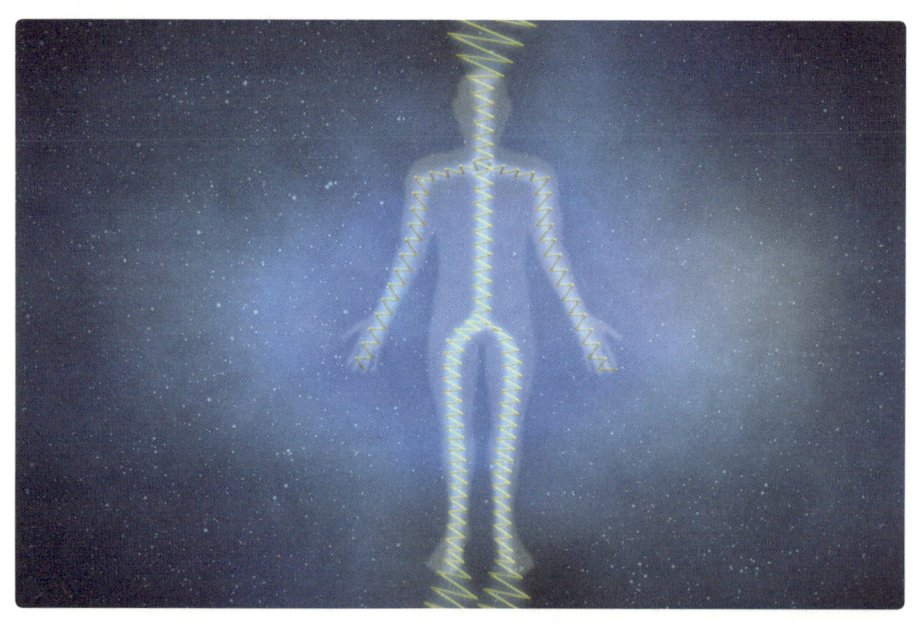

● 제트 회로 명상

1. 등을 곧게 펴고 의자나 바닥에 편하게 앉는다.
2. 눈에 긴장을 풀고 제트 회로를 무심히 바라본다. 회로를 그저 바라보기만 해도 자연스럽게 회로의 에너지가 연결된다.
3. 이제는 눈을 감고 마음의 눈으로 제트 회로가 머리 위에서 쉬익 하고 정수리로 들어와 온몸을 통과하는 것을 그려본다.
4. 제트 회로가 몸을 통과하면 머리에서 발끝까지 몸의 각종 독소와 노폐물, 병을 일으키는 나쁜 균들이 깨끗하게 지워진다고 상상한다.
5. 제트 회로가 지나간 자리에 집중하면서 온몸을 느껴본다.
6. 몸이 깨끗하게 정화될수록 가벼워지고 따뜻해진다. 새로운 에너지가 충만하게 차오르고 기분 좋은 행복감이 느껴진다.
7. 천천히 심호흡을 세 번 하고 눈을 뜬다.

6번 회로
즉각적인 변화를 위한 **쌍제트 회로**

쌍제트 회로는 당신의 몸을 즉각적으로 충만한 에너지 상태로 회복시키는 파워풀한 회로이다. 이 회로에서 나오는 솔라에너지가 당신의 몸 안에 있는 부정적인 정보를 정화해 스트레스나 부정적인 기억으로 생긴 몸의 굳은 부위를 풀어주고 심리적인 답답함을 해소해준다. 이 회로는 정서적인 건강, 삶에 대한 열정과 희망을 회복시키는 데 도움을 준다.

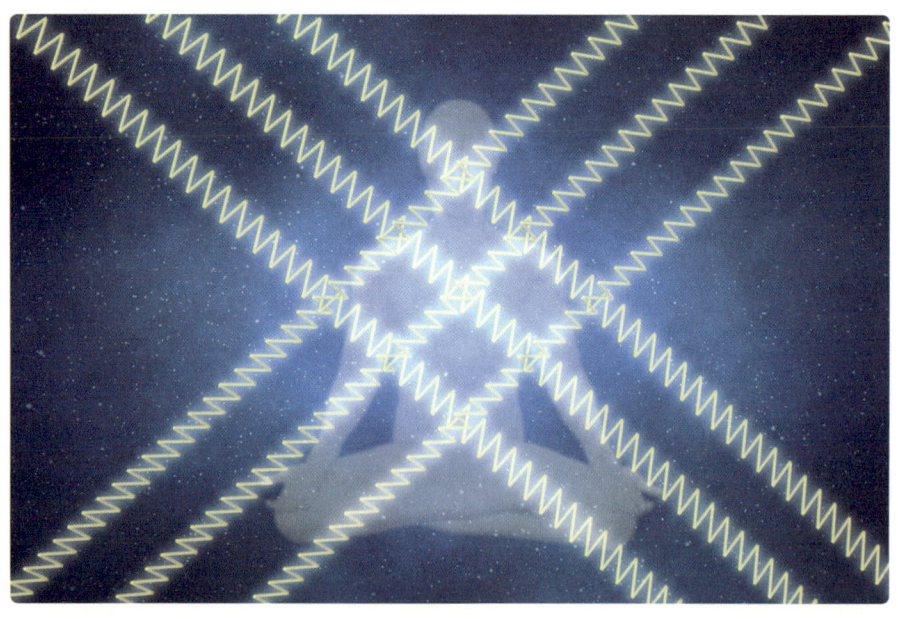

● 쌍제트 회로 명상

1. 등을 곧게 펴고 의자나 바닥에 편하게 앉는다.
2. 눈에 긴장을 풀고 쌍제트 회로를 무심히 바라본다. 회로를 그저 바라보기만 해도 자연스럽게 회로의 에너지가 연결된다.
3. 이제는 눈을 감고 마음의 눈으로 쌍제트 회로가 몸을 중심으로 양 대각선 방향에서 번개 치듯 강렬하게 들어오는 모습을 상상해본다.
4. 뜨겁고 강력한 쌍제트 회로가 번개 치듯 들어오면 몸이 뜨거워지고 붕 뜨는 느낌이 들기도 한다. 열감이 느껴지면 딱딱하게 굳은 몸의 부위가 부드럽게 녹아버리고, 부정적인 기억과 감정들, 해결되지 않은 문제들도 모두 녹아 없어진다고 상상한다.
5. 쌍제트 회로에 집중하면서 온몸을 느껴본다. 굳었던 곳이 풀리고, 답답한 가슴은 뻥 뚫리듯 시원해진다.
6. 천천히 심호흡을 세 번 하고 눈을 뜬다.

Tip

빛의 속도는 순간이다. 그런데 마음의 속도는 빛보다 빠르다. 만약 치유의 에너지가 필요하다면 당신은 즉각적으로 온몸에 치유의 에너지가 넘치도록 할 수 있다. 지금 바로 황금빛의 쌍제트 회로를 떠올려보라. 그러면 그 순간 당신의 몸이 황금빛으로 바뀔 것이다. 이 과정은 버튼을 누르면 황금빛 에너지가 주입되는 것과 같다. 필요할 때 즉시 충만한 에너지가 흐를 수 있도록 당신의 뇌에도 회로를 작동시키는 버튼을 만들어보라.

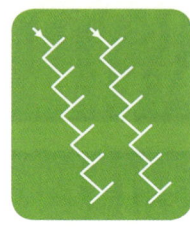

7번 회로

좁고 미세한 곳까지 밝히는 **와이 회로**

와이(y) 회로는 몸의 구석구석을 움직이면서, 앞의 회로들이 미처 다 처리하지 못한 감정의 잔여물, 정체된 에너지를 깨끗하게 청소한다. 세포 구석구석, 세포와 세포 사이 구석구석까지 정화한다. 또 와이 회로는 제트 회로를 불러들여 한 몸처럼 움직이기도 한다. 이 두 회로가 동시에 들어오면 아주 작고 좁은 곳까지 깊숙이 스며들어 몸 구석구석 빈틈없이 청소하고 거기에 생명의 빛을 불어넣는다.

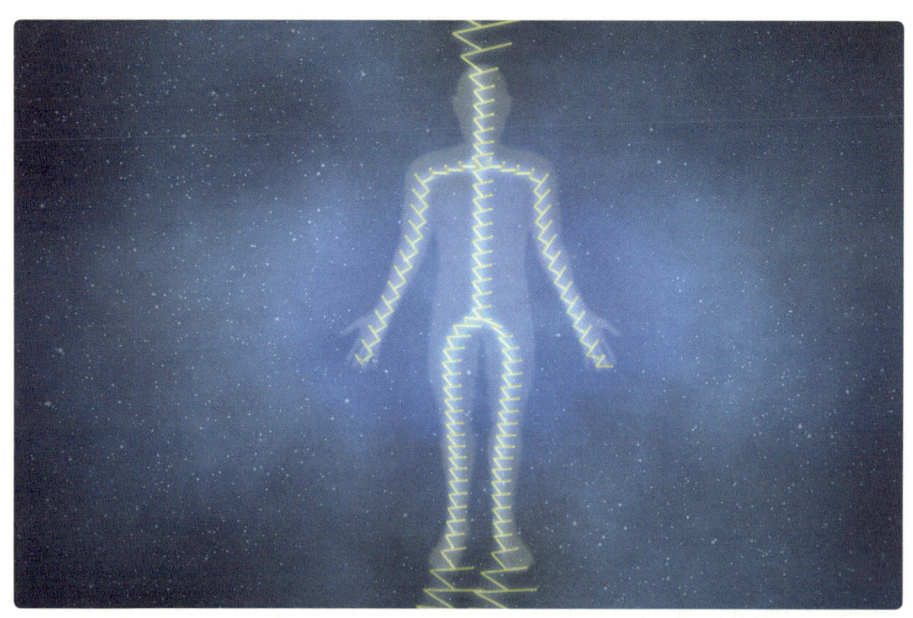

남아 있는 모든 어둠을 생명의 빛으로 바꾸고, 에너지를 균형있게 조율함으로써 다음 단계의 회로 명상을 할 수 있도록 준비시킨다.

● 와이 회로 명상

1. 등을 곧게 펴고 의자나 바닥에 편하게 앉는다.
2. 눈에 긴장을 풀고 와이 회로를 무심히 바라본다. 회로를 그저 바라보기만 해도 자연스럽게 회로의 에너지가 연결된다.
3. 이제는 눈을 감고 마음의 눈으로 와이 회로가 머리 위에서 정수리로 들어와 온몸을 통과하는 것을 그려본다.
4. 와이 회로는 탐지기처럼 세밀하게 세포 구석구석까지 정화하고, 그곳에 생명의 빛을 불어넣는다.
5. 와이 회로가 지나갈 때 몸이 아픈 곳에는 미세한 진동이 일어나기도 하고, 침을 맞은 것처럼 따끔거리기도 하며, 온몸이 시원해지기도 한다.
6. 와이 회로에 집중하면서 온몸을 느낀다. 몸과 마음이 텅 빈 몰입 상태로 들어갈수록 세포 구석구석까지 깊이 정화된다. 우주의 생명전자가 환한 빛으로 쏟아져 들어오고, 에너지가 균형있게 조율된다.
7. 머리가 맑아지고 상쾌한 기분이 들면 천천히 심호흡을 세 번 하고 눈을 뜬다.

3단계 • 창조 회로

집중과 상상을 통해 스스로 원하는 에너지를 창조할 수 있다

3단계의 네 가지 회로는 집중과 상상을 통해 원하는 곳으로 에너지를 이동시킴으로써 당신 스스로 건강과 행복, 평화를 창조할 수 있는 힘을 길러준다.

당신에게 어떤 병이나 통증이 있다면 몸 전체로 감싸는 회로를 사용할 수도 있지만 문제가 있는 부위에 원하는 회로를 넣어서 집중적으로 회전시키고 손상된 에너지를 바로 복구시킬 수 있다.

3단계 회로 명상에 접어들면 이제 몸 안팎에서 작용하는 미세한 에너지의 변화를 더 민감하게 느낄 수 있다. 자신의 생각과 감정, 습관을 관찰하는 힘도 커지고 자기 자신에 대한 집중력도 높아진다. 더불어 안 좋은 상태를 즉시 변화시킬 수 있는 선택의 힘도 커진다.

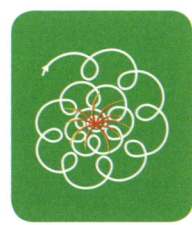

8번 회로

칭칭 감아서 폭발시키는 **순원형 회전 회로**

순원형 회전 회로는 마치 우주의 블랙홀이 주위의 모든 별들을 중심점으로 빨아들이듯이 모든 독소, 피로물질, 노폐물을 회로의 중심으로 빨아들여 뜨거운 열기와 압력으로 태워버린다. 이 회로를 따라 폭발하듯 강한 열기와 진동이 지나가고 나면 온몸에 힘과 활력이 넘친다.

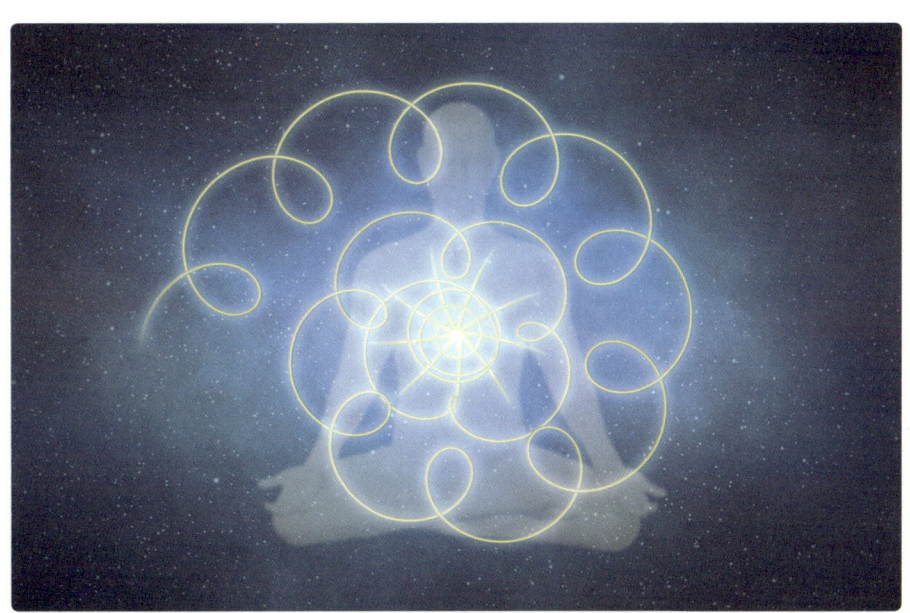

● 순원형 회전 회로 명상

1. 등을 곧게 펴고 의자나 바닥에 편하게 앉는다.
2. 눈에 긴장을 풀고 순원형 회전 회로를 무심히 바라본다. 회로를 그저 바라보기만 해도 자연스럽게 회로의 에너지가 연결된다.
3. 이제는 눈을 감고 마음의 눈으로 시계방향의 순원형 회전 회로가 바깥에서 안으로 둥글게 회전하며 중심부를 향해 들어가는 것을 그려본다.
4. 회로가 안으로 들어갈수록 기운이 모이고 에너지가 증폭된다.
5. 몸에 안 좋은 곳이 있거나 아픈 부위가 있다면 그곳을 집중적으로 떠올리고, 순원형 회전 회로가 그 부위를 칭칭 둘러싸 강한 열로 완전히 태워버리고 녹여버린다고 상상한다.
6. 우주의 블랙홀이 주위의 모든 별들을 빨아들이듯 순원형 회전 회로는 모든 독소와 피로물질, 노폐물을 회로의 중심으로 빨아들여 강한 열기와 압력으로 태워버린다고 상상한다. 핵이 폭발하듯 강력한 진동과 열감을 느낄 수 있다.
7. 온몸의 세포가 가볍게 떨리는 것을 느끼며 천천히 심호흡을 세 번 하고 눈을 뜬다.

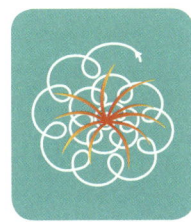

9번 회로
잔류 탁기를 처리하는 **역원형 회전 회로**

역원형 회전 회로는 반시계 방향으로, 바깥에서 안으로 회전한다. 이 회로는 8번 순원형 회전 회로에서 남아 있던 정체된 에너지를 쭉 빨아당기듯 한데 모아서 뽑아낸다. 정체된 에너지는 미래에 육체적, 정서적 문제로 나타날 수 있는데, 이것을 미리 제거함으로써 온몸에 생명력을 높여주고 새로운 활력을 불어넣는다.

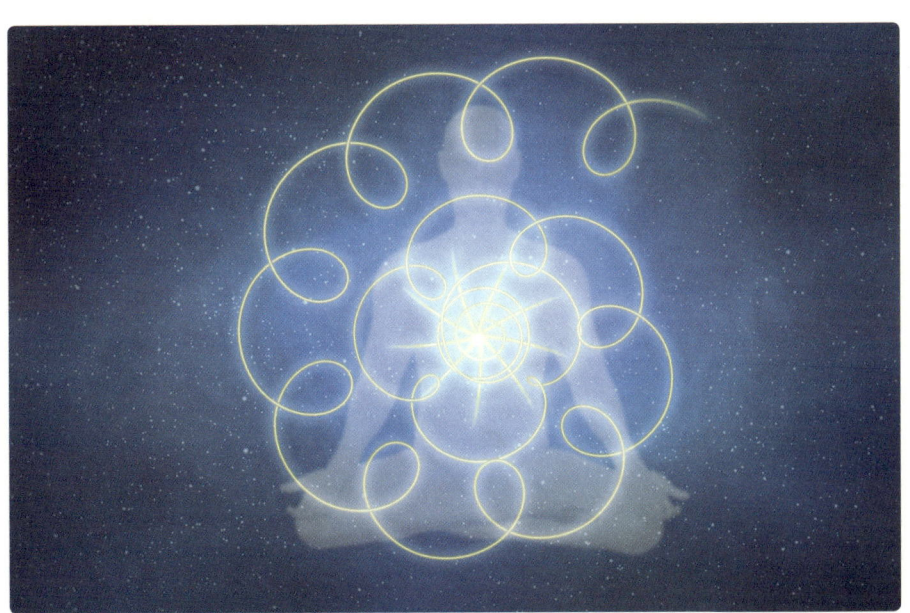

● 역원형 회전 회로 명상

1. 등을 곧게 펴고 의자나 바닥에 편하게 앉는다.
2. 눈에 긴장을 풀고 역원형 회전 회로를 무심히 바라본다. 회로를 그저 바라보기만 해도 자연스럽게 회로의 에너지가 연결된다.
3. 이제는 눈을 감고 마음의 눈으로 반시계방향의 역원형 회전 회로가 바깥에서 안으로 둥글게 회전하며 중심부를 향해 힘차게 돌아 들어간다.
4. 8번 회로에서 처리하고 남아 있는 재나 다른 곳으로 도망가버린 독소를 진공청소기로 쭉 빨아당기듯 한데 모아서 뽑아낸다고 상상한다. 탁하고 차가운 에너지가 쑥 빠지면서 온몸이 날아갈 것처럼 가볍고 상쾌해진다.
5. 8번 회로와 마찬가지로 몸에 안 좋은 곳이 있다면 그 부위에 이 회로를 넣어서 집중적으로 회전시키고 정화하는 모습을 상상한다. 탁하고 차가운 에너지가 빠지면서 뜨거운 열기와 진동이 느껴진다. 천천히 심호흡을 세 번 하고 눈을 뜬다.

Tip

회로 명상을 하기 전에 솔라에너지를 어디로 발사할지, 또 탁한 에너지를 어디로 뽑아낼지 미리 그 통로를 정해두는 것이 좋다. 만약 위장에 이상이 있다면 그곳에 회로를 넣고 의념을 집중하면 손상된 에너지장이 빠르게 정상적으로 복구된다. 그리고 위장에서 나오는 기체 형태의 탁한 에너지나 독소는 위장에서 가장 가까운 배꼽으로 뽑아낸다. 굳이 위장에서 멀리 떨어진 입이나 코로 내보내 다른 부위의 에너지까지 오염시키지 않도록 주의한다.

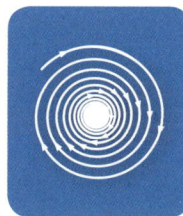

10번 회로

초광속으로 회전하는 **순압박 포위 회로**

순압박 포위 회로는 강력한 허리케인과 같다. 매우 빠르게 움직이는 이 회로는 바깥에서 안으로 병균 세포를 압박하고 포위해 더 이상 번식시키지 못하게 하여 소멸시킨다.

응집된 에너지는 용광로처럼 뜨거워져 오염된 세포를 녹여버리고 몸과 마음과 정신이 최적의 건강 상태를 회복할 수 있도록 돕는다.

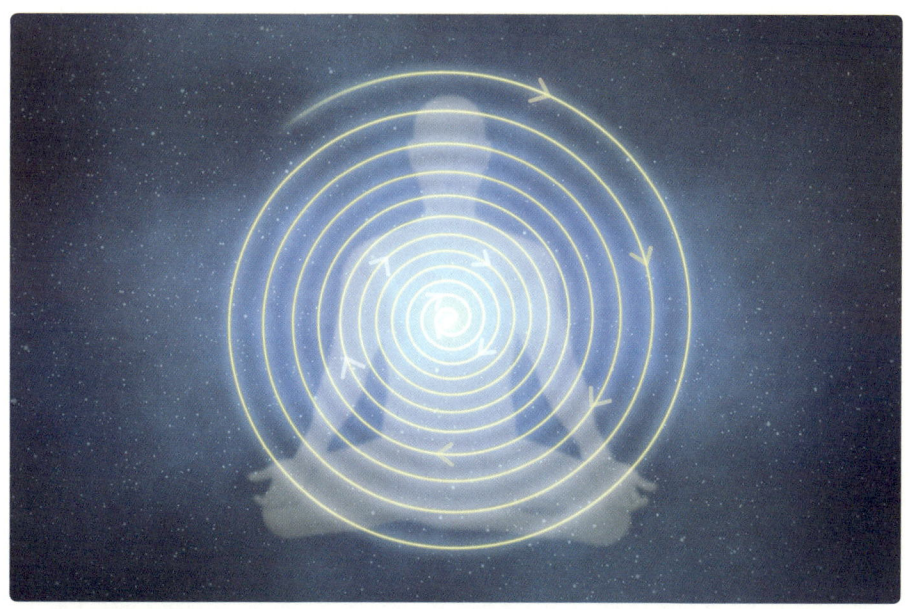

● 순압박 포위 회로 명상

1. 편안한 자세로 의자에 앉거나 바닥에 눕는다.
2. 눈에 긴장을 풀고 순압박 포위 회로를 무심히 바라본다. 회로를 그저 바라보기만 해도 자연스럽게 회로의 에너지가 연결된다.
3. 이제는 눈을 감고 마음의 눈으로 허리케인과 같이 강력한 회로가 시계 방향으로, 바깥에서 안쪽으로 회전하며 빠르게 몸으로 들어온다.
4. 이 회로가 오염되고 병든 세포를 압박하고 포위해 번식하지 못하게 하고, 완전히 소멸시키는 모습을 상상한다.
5. 순압박 포위 회로에 집중하면서 온몸을 느낀다.
6. 바깥에서 안으로 들어올수록 응집된 에너지는 용광로처럼 뜨거워져 병든 세포를 완전히 녹여버린다고 상상한다. 마지막에는 순수한 빛, 솔라에너지만 남는다.
7. 몸이 깃털처럼 가볍고 따뜻해지면 천천히 심호흡을 세 번 하고 눈을 뜬다.

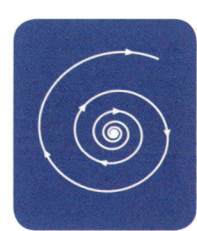

11번 회로
독소를 뿌리째 뽑아버리는 **역압박 포위 회로**

역압박 포위 회로는 안에서 바깥으로 회전하며 막힌 기운을 풀어서 내보낸다. 나선형의 회전력을 이용하여 에너지의 흐름이 정체된 곳까지 시원하게 뚫을 수 있는 파워풀한 회로이다.

10번 회로에서 처리하지 못한 탁한 에너지와 독소는 11번 회로에서 뿌리째 뽑아버린다.

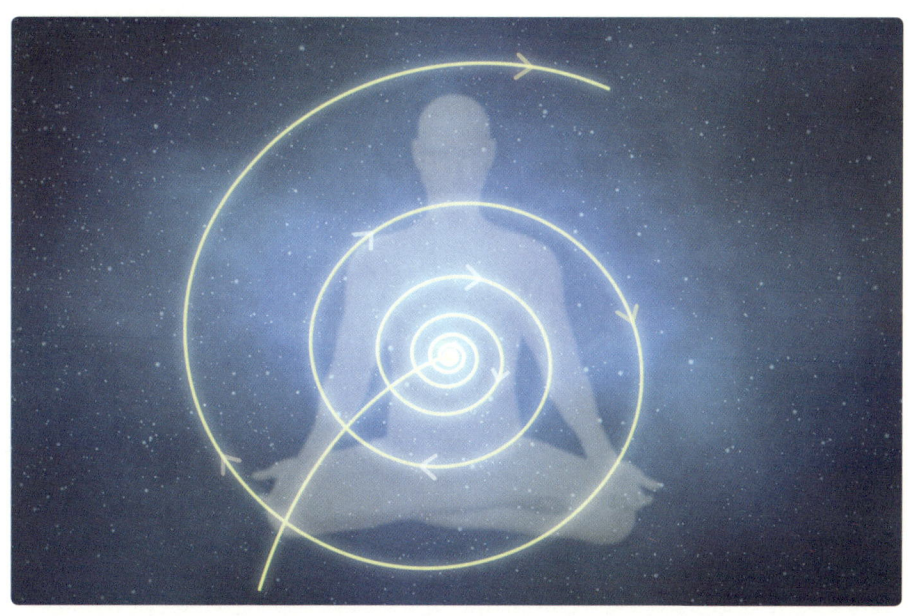

● 역압박 포위 회로 명상

1. 등을 곧게 펴고 의자나 바닥에 편하게 앉는다.
2. 눈에 긴장을 풀고 역압박 포위 회로를 무심히 바라본다. 회로를 그저 바라보기만 해도 자연스럽게 회로의 에너지가 연결된다.
3. 이제는 눈을 감고 마음의 눈으로 허리케인과 같이 강력한 역압박 포위 회로가 안에서 바깥으로 회전하며 몸으로 오는 것을 그려본다.
4. 이 회로가 아주 섬세하고 빠르게 움직이면서 남아 있는 병든 세포를 압박하고 포위해서 뿌리째 뽑아버린다고 상상해보자.
5. 집중할수록 나선형의 회전력이 강력해져 에너지의 흐름이 막혀 있거나 정체된 곳까지 시원하게 뚫을 수 있다.
6. 역압박 포위회로에 계속 집중하면서 온몸을 느낀다.
7. 어둠에 쌓여 있던 빛의 길을 뚫어 따뜻하고 밝은 솔라 에너지가 쏟아져 내리는 모습을 상상해본다. 온몸으로 에너지가 막힘없이 흐르면서 역동적인 리듬을 느낄 수 있다.
8. 진동의 맥박을 느끼며 천천히 심호흡을 세 번 하고 눈을 뜬다.

4단계 · 완전 회로
강력한 치유와 정화, 창조의 에너지장과 일체화된다

활성화된 에너지바디인 솔라바디는 건강하고 풍요로운 삶을 위한 최적의 조건이다. 4단계에서 다루는 회로는 단 한 가지이며, 이것은 가장 조화롭고 완전한 회로이다.

이 에너지 회로와 연결되면 자기 자신뿐 아니라, 자신 안에서 뿜어져 나오는 빛으로 주위까지 함께 보살피고 치유한다. 이 에너지 회로와 연결된 사람은 세상의 축복이며, 어디를 가든 빛의 발자국을 남긴다.

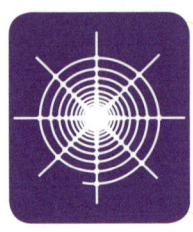

12번 회로

치유와 정화, 창조의 **생명전자 태양 회로**

이 회로는 생명전자 태양을 형상화한 것으로 가장 건강할 때 나오는 정상 회로이다. 건강에 이상이 오면 세포의 육각형 분자가 오각형, 사각형, 삼각형, 선, 점으로 깨지는데 건강이 회복되면 다시 육각형으로 복원된다.

몸의 온도가 올라서 정상온도가 되면 뇌와 몸이 조화로운 상태가 되어 수승화강(水昇火降), 정충기장신명(精充氣壯神明)이 한 번에 이루어진다.

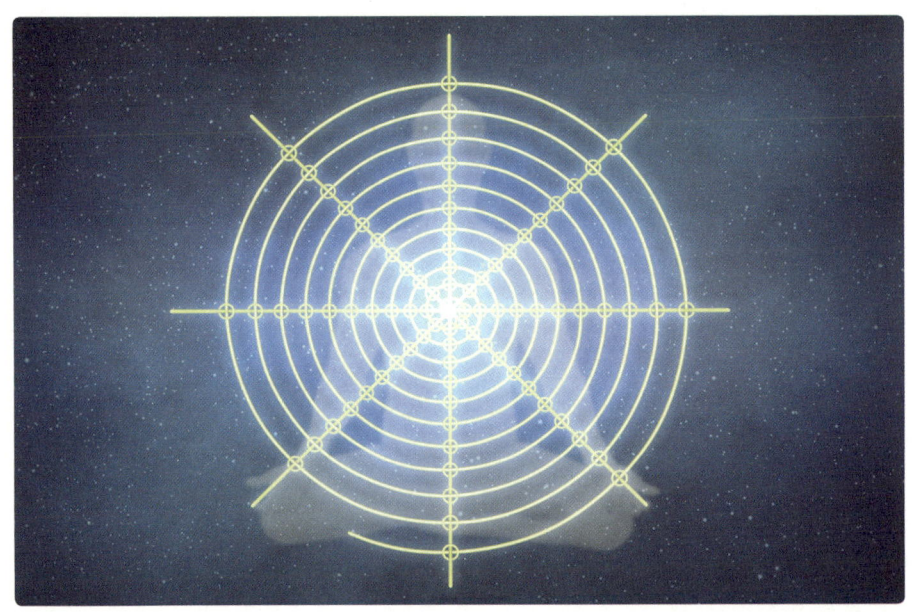

자연히 건강과 평화와 기쁨이 저절로 샘솟는다. 온몸이 솔라에너지 생명전자로 둘러싸여 완벽한 균형을 이룬 토러스(Torus) 상태가 되면 육체적인 황홀감은 물론 영적이고 우주적인 황홀감을 느낀다. 영혼은 태양처럼 밝고 환하며, 몸은 깃털처럼 가볍고, 신념은 다이아몬드처럼 굳세게 빛난다.

● 생명전자 태양 회로 명상

1. 등을 곧게 펴고 의자나 바닥에 편하게 앉는다.
2. 눈에 긴장을 풀고 생명전자 태양 회로를 무심히 바라본다. 회로를 그저 바라보기만 해도 자연스럽게 회로의 에너지가 연결된다.
3. 이제는 눈을 감고 마음의 눈으로 생명전자 태양 회로가 사방에서 온몸을 감싸는 것을 상상한다.
4. 우주의 근원이자 영혼의 고향인 생명전자 태양과 하나가 되면 몸은 사라지고, 생명전자 태양 그 자체가 되어 환희심과 평화가 솟아난다. 생명전자 태양 회로와 온전히 하나가 되어 온 우주를 느낀다.
5. 따뜻한 솔라에너지가 온몸에 느껴지면 스스로에게 이렇게 말해준다. "나는 솔라에너지이며, 생명전자 태양이다. 나의 영혼은 태양처럼 밝고 환하며, 몸은 깃털처럼 가볍고, 신념은 다이아몬

드처럼 굳세게 빛난다. 나는 솔라에너지이다. 나는 생명전자 태양이다."

6. 생명전자 태양 회로에 몸과 마음을 맡겨 온전히 그 자체가 될 때 일곱 개의 차크라에서 에너지 기둥이 올라와 당신의 몸 주위에 둥글고 빛나는 솔라에너지의 오라를 형성한다. 몸과 마음이 편안하고, 완전한 조화, 완전한 균형, 완전한 건강 상태를 이룬다.

7. 입가에 살짝 미소를 지으며 천천히 심호흡을 세 번 하고 눈을 뜬다.

Tip

몸과 마음에 활력이 떨어지는 느낌이 들 때, 마음이 혼란스럽고 상심에 싸여 있을 때, 선택의 기로에 서 있을 때, 우주의 절대적인 힘과 연결되기를 원할 때, 그 어떤 순간에라도 당신이 생명전자 태양 회로를 떠올릴 수 있다면 몸과 마음의 건강을 되찾을 수 있다.

솔라에너지 회로 명상의 응용과 확장

4단계에 걸쳐 솔라에너지 회로 각각을 익히고 익숙해지면, 그 다음에는 12개의 솔라에너지를 동시에 받는 훈련도 해본다. 이 단계에서는 사실 테크닉이 필요 없다. 오직 순수하고 열린 마음으로 에너지의 흐름에 몸을 맡기기만 하면 된다. 상하, 좌우 사방에서 쏟아지는 솔라에너지를 그저 받기만 하면 된다.

12가지 솔라에너지 회로 동시에 받기

12가지 회로가 당신의 몸을 향해 빛의 속도로 들어온다. 상하, 좌우 쌍방향 모든 곳에서 들어온다. 그냥 마음을 열고 받기만 하면 된다. 12가지 회로의 각각의 모습을 아주 구체적으로 기억하려고 하거나, 그 움직임을 뇌 속에서 그대로 재현하기 위해 애를 쓸 필요도 없다.

당신이 특별히 해야 할 것도 없고, 할 수 있는 것도 없다. 그냥 흐름에 맡기고 솔라에너지를 받으면 된다. 온몸에 미세한 혹은 큰 진동이 일어나고, 몸이 뜨거워지고 냉기가 나가면서 몸이 따끔거리거나 차가워지기도 한다. 냉기가 빠져나가면 다시 몸이 더워진다. 솔라에너지 회로가 모든 것을 알아서 처리한다. 독소, 탁한 에너지, 차가운 에너지, 불균형한 에너지, 부정적인 기억 등 모든 것을 솔라에너지가 알아서 내보낸다. 당신이 할 일은 오직 하나, 마음을 열고 솔라에너지를 그냥 받는 것이고, 당신 안의 완전한 자연치유력이 모든 것을 알아서 하도록 지켜보는 것이다.

두두두 명상

자신의 몸을 통해서 회로의 느낌과 운용이 익숙해지면, 그 다음에는 이러한 회로들을 다른 대상이나 자기가 삶에서 해결해야 하는 과제 혹은 자신이 이루고자 하는 목표를 위해서도 응용할 수 있다. 단, 회로를 응용할 때는 이기적인 마음이 아닌 모두에게 이로운 홍익의 마음으로 사용해야 한다.

무엇보다 회로의 가치는 회로의 에너지를 체험할 때 비로소 알 수 있다. 처음에는 회로 명상이 나의 몸과 마음과 정신을 건강하게 해줄 거라는 믿음으로 시작해보라. 믿고 행할 때 뇌와 몸에 시동이 걸린다. 시동이 걸려야 실제 우리 안에 작용하는 폭발적인 에너지를 체험할 수 있다.

다음에 소개하는 '두두두 명상'은 회로의 파워를 한층 더 증폭시키고 강화시켜준다. '두'는 '하다(do)'와 '머리(頭)'의 의미를 동시에 지니고 있다. '두두두 명상'은 '두두두'라는 소리를 통해서 뇌를 진동시키고, 오장육부나 인체의 특정 부위의 기운을 정화해 각 장부나 인체의 특정 부위가 가진 본래의 기능을 회복하라는 메시지를 담고 있다.

'두두두'라는 소리를 타고 회로의 에너지가 더 증폭되고 강화됨으로써 우리 몸을 둘러싸고 있는 에너지바디인 솔라바디를 단련할 수 있으며, 자가 면역력과 자연치유력을 극대화할 수 있다. 아래 '두두두 명상'을 통해 깨어난 의식으로 에너지의 흐름을 관찰하고, 또 에너지가 필요한 곳으로 기운을 이동시키는 훈련을 해보자. '두두두 명상'은 각각의 회로 명상 뒤에 이어서 하면 더 빠르게 효과를 체험할 수 있다.

● 회로의 파워를 강화하는 '두두두 명상'

1. 몸과 마음을 편안히 이완하고, 척추와 등은 곧게 편다.
2. 조용히 눈을 감고 1분간 호흡에 집중한다.
3. 호흡이 편안해지면 자신이 원하는 솔라에너지 회로를 떠올린다.

4. 오장육부를 정화하고자 할 때에는 양손바닥을 장부에 살며시 포개어 올려놓는다.

5. 회로에 집중하면서 마음속으로 혹은 입으로 "두두두" 하고 소리를 낸다. 이때 "두두두"의 리듬은 자신의 호흡에 맞게 조절한다. 짧게 "두·두·두" 하다가 길게 "두우" 할 수도 있다.

6. '두두두' 음파를 타고 회로가 온몸을 돌기 시작한다.

7. 몸의 느낌에 집중하며 감사한 마음을 갖는다. 의식을 집중할수록 진동이 점점 더 커지고 온몸이 더워진다. 소리를 타고 손끝, 발끝으로 탁한 에너지가 모두 빠져나간다고 상상하며 계속 집중한다.

8. 20초씩 끊어서 3회 정도 한 후 천천히 심호흡하면서 마무리한다. 처음 시작할 때는 1분 정도 해주고 점차 5~10분 정도로 시간을 늘려 간다.

솔라바디 메소드 3 · 솔라바디 운동법
접시돌리기 · 발끝치기 · 뇌파진동

솔라바디 운동법은 간단한 몸의 동작을 통해 체온을 높이고 몸의 에너지 균형을 최적화함으로써 자연치유력을 활성화하는 방법이다. 나는 지난 35년 동안 몸과 마음의 건강을 회복하고 뇌의 잠재력을 개발하고 활용하는 방법을 많은 사람들에게 전달해왔다. 내가 여기서 솔라바디 운동법으로 소개하는 동작들은 전세계 수많은 사람들의 경험들 중에서도 가장 단순하고 효과적이라고 판명된 것들을 모은 것이다.

많은 사람들이 이 운동법을 통해서 몸과 마음을 건강한 상태로 회복시키는 데 도움을 받았다고 나눔을 해왔고, 주요 TV 방송사에서는 이를 집중적으로 소개해서 대중적으로 알려지기도 했다. 솔라바디 운동법이 공중파를 타고 단시간에 인기를 끈 데는 그만한 이유가 있다. 첫 번째는 이 동작들을 배우는 데 채 몇 분도 걸리지 않을 만큼 간단하다는 것, 두 번째는 간단한 동작이지만 그 효과는 탁월하다는 것, 세 번째는 언제 어디서나 손쉽게 할 수 있다는 것이다. 물론 배우는 데 돈이 들지 않는다는 점도 그 중 한 가지다.

솔라바디 운동법은 크게 세 가지로 이루어져 있는데 접시돌리기, 발끝치기, 뇌파진동이다. 접시돌리기는 팔을 뻗어 회전 시키는 운동으로 물 흐르듯 자연스러운 움직임을 통해서, 피와 에너지가 몸의 구석구석까지 잘 흐르도록 온몸을 열어주고, 근육과 관절을 단련시키고, 아랫배의 에너지 중심을 강화해 주며, 균형감각을 통해 집중력을 높여준다. 그리고 동작의 순서를 바꾸면 뇌에 자극을 주어서, 뇌를 젊고 활력 있게 유지하는 데도 도움이 된다.

발끝치기는 하체를 강화시켜 주고, 운동신경을 민첩하게 해주고, 긴장과 스트레스로 머리 부분에 쏠려 있는 에너지를 신체의 아랫부분으로 흐르게 해주고, 발에 분포하고 있는 인체의 반응점들을 고르게 자극해 줌으로써 신체 기능을 전반적으로 개선시켜 준다.

뇌파진동은 스트레스로 인한 몸의 긴장이 시작되는 숨뇌와 제 1경추를 이완시켜서 뇌로 가는 혈류를 개선해 주고, 아랫배에 자극을 줌으로써 아랫배의 온도를 높여서 머리는 시원하고 아랫배는 따뜻한 이상적인 온도의 균형 상태를 만들어 준다.

이 세 가지만 해도 전신의 기혈순환이 활발해지고 체온이 올라가면서 솔라바디의 상태가 이루어진다. 이 세 가지 운동 모두 전신의 전반적인 기혈순환을 돕지만 더 강력한 운동 효과를 보이는 몸의 부위를 세부적으로 나누면, 접시돌리기는 상체와 어깨와 팔 부위를, 발끝치기는 하체와 고관절과 다리 부위를, 뇌파진동은 복부와 척추 그리고 목과 뇌 부위이다. 그러니 이 세 가지를 합치면 완전한 전신 운동이 되는 것이다.

접시돌리기, 발끝치기, 뇌파진동 이 세 가지 운동을 자주 해도 좋지만 각각 5분씩 총 15분간 매일 해주는 것만으로도 솔라바디의 상태를 지속시킬 수 있는 충분한 운동 효과가 있다. 그래서 세 가지를 각각 5분간 한다는 의미에서 이를 '5·5·5 운동법'이라고도 한다.

◉ 접시돌리기

접시돌리기는 말 그대로 손 위에 접시를 올린 상태에서 팔로 8자(세워진 무한대 모양)를 그려주는 동작을 반복하는 것이다. 손에 접시를 올리고 할 때 그 접시를 떨어뜨리지 않기 위해서 더 집중을 하기 때문에 접시돌리기라는 이름을 붙였지만, 접시를 올리지 않은 상태에서도 할 수 있고, 접시가 아닌 책이나 다른 물건을 올리고 해도 상관없다.

다른 두 가지 운동도 마찬가지지만 이 접시돌리기를 배우는 데 채 1분도 걸리지 않을 만큼 아주 쉬운 동작이다. 아래 설명만 보면 다소 복잡하게 느낄 수도 있는데, 온라인에서 동영상을 따라해 보면 쉽게 배울 수 있다.

● 한쪽 팔로 하는 접시돌리기

1. 두 발은 어깨너비의 1.5배로 벌리고, 오른발은 45도 밖으로 내민 상태에서 두 무릎은 약간 굽혀준다.
2. 오른손 위에 접시를 올리고 왼손은 허리 뒤쪽에 붙인다. 접시 없이 할 때는 손 위에 접시가 놓였다고 상상한다.
3. 오른팔을 옆구리 쪽으로 당기면서 손끝이 겨드랑이를 스치며 뒤로 쭉 돌아간다. 손바닥은 계속 수평을 유지한다.
4. 머리 위로 크게 원을 그리듯이 팔을 돌린다. 이때 허리가 뒤로 젖혀지면서 몸의 무게 중심이 앞다리에서 뒷다리로 옮겨간다.
5. 뒷다리로 무게를 지탱하면서 팔을 뒤로 쭉 뻗으면 허리가 최대한 뒤로 젖혀진다. 뒷다리와 허리로 몸의 균형을 잡으면서 천천히 팔을 돌린다.
6. 팔이 앞으로 돌아오면 몸의 무게 중심도 다시 앞으로 이동한다. 한쪽을 10회 반복한 다음, 팔과 다리를 바꾸어 같은 방법으로 10회 해준다.

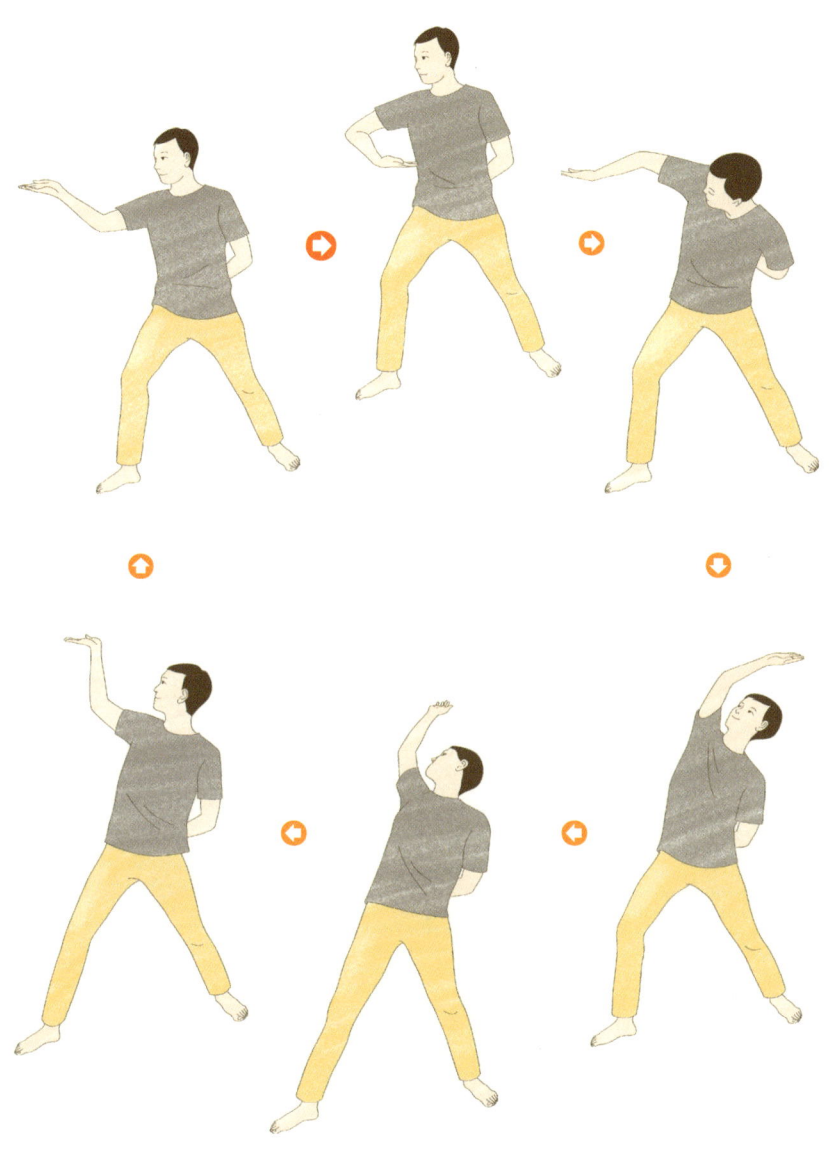

● 양팔로 하는 접시돌리기

1. 다리를 모으고 선 자세에서 무릎은 살짝 굽히고, 양손은 어깨 높이로 들어올린다.
2. 양손은 천천히 가슴 쪽으로 가져온다.
3. 손끝이 겨드랑이를 스치며 뒤쪽으로 돌아들어간다.
4. 무릎을 펴주면서 허리를 앞으로 굽히고, 손은 뒤로 쭉 뽑아 올린다. 이 상태에서 동작을 잠시 멈추고 몸의 느낌을 바라본다.
5. 양팔을 벌려 앞으로 돌리고 손바닥의 수평을 유지한다.
6. 양팔을 앞으로 나란히 모은다. 이때 손바닥은 바깥쪽을 향한다. 잠시 동작을 멈추고 몸의 느낌을 바라본다.
7. 양쪽 팔꿈치를 굽히면서 크게 원을 그리듯 팔을 돌려준다.
8. 양팔을 위로 쭉 올려 교차하면서 원을 그린다. 허리와 목을 최대한 뒤로 넘기면서 균형을 잡는다.
9. 양팔로 원을 그리며 자연스럽게 시작 자세로 돌아온다. 10회 반복한다.

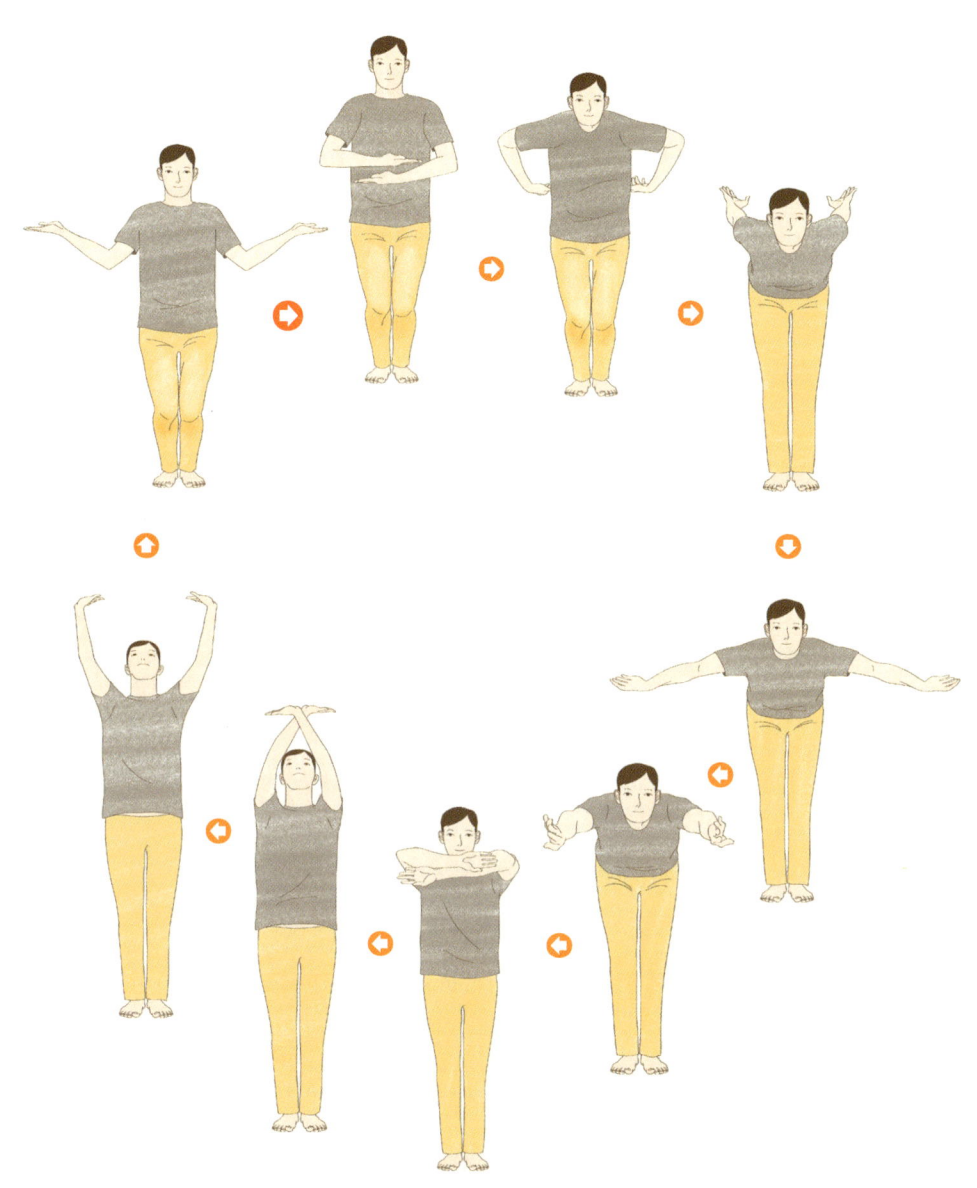

솔라바디 메소드3 · 솔라바디 운동법

흔히 익숙하지 않은 새로운 동작을 할 때 뇌에 신선한 자극이 된다. 8자, 무한대를 그리는 동작을 반대방향으로 그리고 위에서 아래로 그려줌으로써 뇌의 사용하지 않던 부분을 자극하게 되고 자기가 의도한 대로 몸의 동작을 조절하게 되어 뇌를 더 젊고 활력 있게 유지할 수 있다.

● 응용 동작 1: 한손으로 거꾸로 접시돌리기

1. 오른쪽 손바닥이 위로 향하게 한 채 머리 높이로 들어준 상태에서 팔을 최대한 뒤쪽으로 가져가서 머리 쪽으로 내려오며 큰 원을 그려준다.
2. 손바닥이 몸 바깥쪽을 향하게 한 채 팔을 아래로 내린 후 팔꿈치를 중심으로 옆구리에서 작은 원을 그려준다.
3. 다시 손을 머리 위로 들어올려서 8자를 그리는 것을 반복한다.

● 응용 동작 2: 양손으로 거꾸로 접시돌리기

1. 양 손바닥이 위로 향하게 한 채 머리 높이로 들어준 상태에서 양팔을 옆으로 벌리면서 최대한 뒤로 가져간다.
2. 팔꿈치를 중심으로 위쪽에서 원을 그린 후에 팔을 내리면서 아래쪽에서 원을 그린다.

3. 다시 양손을 머리 위로 들어올려서 8자를 그리는 것을 반복한다.

◉ 발끝치기

발끝치기는 두 발바닥의 안쪽을 서로 부딪치게 하는 것을 반복하는 운동이다. 접시돌리기가 전신의 6대관절과 12경락, 특히 상체와 복부를 단련시키는 운동이었다면 발끝치기는 주로 하체로 흐르는 6개 경락의 에너지 순환을 증진시켜준다.

뿐만 아니라 상체로 몰려 있는 기혈을 하체로 내려주어 머리는 시원하게 하고 복부와 하체를 따뜻하게 해서 순식간에 수승화강의 상태를 만들어 주고, 몸과 마음을 이완시키는 데 더할 나위 없이 탁월한 운동법이다. 처음에는 다리가 아팠던 사람들이 발끝치기를 지속적으로 한 결과, 걸을 때 다리가 한결 가볍고 관절에 통증이 확연히 줄었다고들 한다.

이 동작도 배우는 데 1분이 안 걸릴 만큼 간단한다. 발끝치기는 앉아서도 할 수 있고 누워서도 할 수 있는데, 누워서 하는 동작이 고관절을 열어주기 때문에 훨씬 더 효과적이다.

● 누워서 하는 발끝치기

1. 등을 바닥에 대고 누운 자세에서 몸의 긴장을 푼다.
2. 양 발꿈치가 서로 거의 붙을 정도로 다리를 뻗어주고, 팔은 손바닥이 위로 향하게 해서 편안하게 몸 옆으로 벌려 준다.
3. 양 발꿈치를 중심으로 양발을 가운데로 모았다가 다시 옆으로 벌리는 동작을 반복한다. 이때 발뿐만 아니라 다리 전체도 같이 움직여 준다. 양발을 가운데로 모을 때 발의 안쪽이 서로 부딪치면서 탁탁 소리가 나게 된다.
4. 발끝치기를 반복하다가 고관절이나 다리에 통증이 느껴지면 1~2분 정도 쉬었다가 다시 한다.

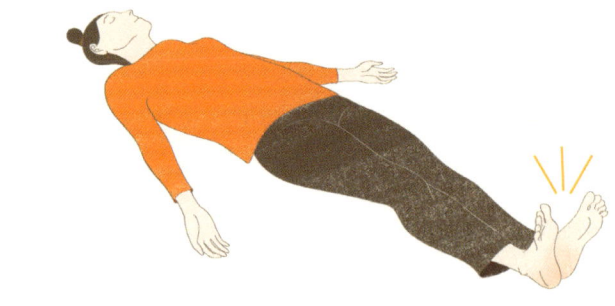

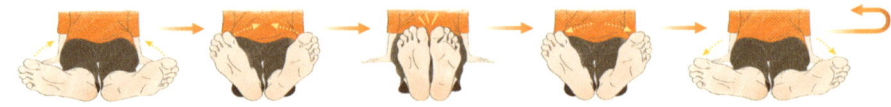

● **응용 동작 1:** 바닥에 앉은 자세로 하는 발끝치기

이 방법은 집에서 TV를 볼 때 하면 좋다. 앉은 자세로 발끝치기를 할 때는 두 다리를 펴고 양손을 몸 뒤쪽 바닥에 짚고 상체를 약간 뒤로 젖힌 자세로 같은 방법으로 발끝치기를 한다.

● **응용 동작 2:** 의자에 앉아서 하는 발끝치기

이 방법은 오랜 시간 동안 앉아 있는 사무실이나 비행기 안에서 하면 좋다. 앉아 있는 시간이 길어지면 고관절이 막혀서 상체와 하체 사이의 기혈순환이 나빠지는데, 앉아서 5분만 발끝치기를 해줘도 몸이 더 가벼워지는 것을 느낄 것이다.

의자에 앉아서 할 때의 포인트는 다리를 최대한 높이 들어 올리는 것으로, 이때 허리와 배에 힘이 가해지면서 복압이 형성되어 운동 효과가 커진다.

의자에 앉은 채로 두 손은 의자의 팔걸이를 잡거나 아랫배에 올린다. 이 자세로 발과 다리를 옆으로 돌렸다가 가운데에서 부딪쳐 주는 발끝치기를 한다.

◉ 뇌파진동 (도리도리 뇌운동)

세 번째로 소개하는 뇌파진동은 뇌의 생각과 감정을 잠잠하게 하고 뇌뿐만 아니라 척추와 아랫배의 기혈순환을 강화시켜주는 데 효과적인 방법이다. 사람들이 흔히 머릿속에 떠오르는 생각들을 멈추고 싶을 때 일반적으로 하는 행동 패턴이 있다. 머리를 좌우로 빠르게 흔드는 것이다. 이것은 누가 가르쳐 준 것도 아닌데 마치 우리가 하품을 하고 기지개를 켜는 것처럼 몸에서 저절로 일어나는 자연스러운 현상이다.

그런데 중요한 것은 이러한 자연스러운 현상 속에 자연치유의 비법이 숨어 있다는 것이다. 여기에 착안해서 그 자연치유 현상이 집중적으로 발현되도록 만든 것이 바로 뇌파진동이다.

뇌파진동을 위한 자세는 의자에 앉아도 좋고 바닥에 반가부좌로 앉아도 좋다. 허리를 곧게 세우고, 가슴과 어깨는 편안하게 이완하며, 손바닥이 위로 향하게 해서 손을 무릎에 올린다. 눈을 살며시 감고 턱을 약간 안쪽으로 잡아당겨서 척추부터 머리까지 일직선이 되게 한다. 이때 단순한 리듬으로 이루어진 타악기 음악을 틀어놓고 동작을 하면 집중력 강화에 도움이 될 수 있다.

먼저 마음속으로 머리, 목, 척추를 따라 내려가면서 내부로부터 몸을 느낀다. 마치 몸을 스캐닝 하듯이 의식을 위에서 아래로 천천

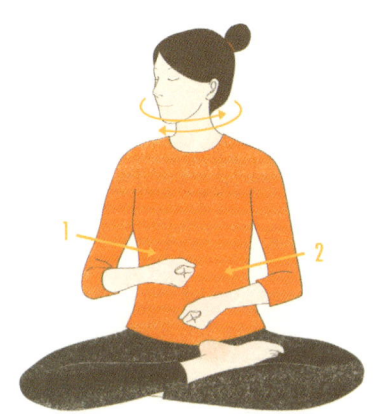 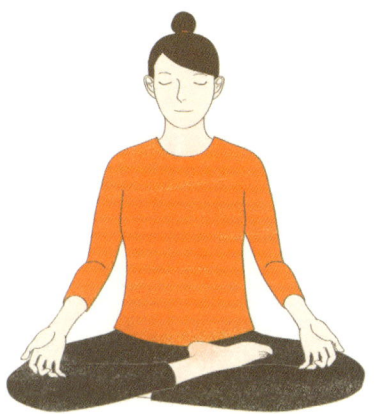

히 이동해서, 아랫배까지 내려간다. 아랫배에 의식을 모은 상태에서, 가볍게 주먹을 쥔다. 주먹 쥔 상태에서 주먹의 새끼손가락이 있는 아랫부분으로 양손을 교대하면서 아랫배를 경쾌하게 두드린다. 두드리는 정확한 위치는 배꼽에서 2~3인치 아래 지점인데 이곳은 신체 에너지의 중심센터로, 두드리는 동작을 통해 그곳의 에너지가 강화되고 열기가 더해진다.

   머리와 척추, 상체를 자연스러운 리듬에 맞춰 흔들면서 동시에 주먹으로 아랫배를 두드리는 동작을 계속하다 보면 마치 리듬에 맞춰서 북을 두드리는 듯한 느낌이 들면서 내면의 리듬과 흥이 저절로 우러나오는 것을 느끼게 된다.

동작에 리듬이 붙으면, 머리를 가볍게 좌우로 흔들어 주기 시작한다. 너무 강하거나 빠르지 않게 머리를 좌우로 흔들면서, 흔들리지 않는 중심축을 느껴본다. 그곳이 바로 척수가 지나가는 곳이고 자율신경의 중심이 위치한 곳이다.

그곳으로부터 시작해서 머리를 좌우로 가볍게 흔드는 동작을 통해 목에서 어깨까지 긴장을 풀어준다. 처음에는 천천히 흔들어 주다가 익숙해지면 조금 더 속도를 내서 흔들어 준다. 아무런 생각도 하지 말고, 모든 생각을 털어버린다는 마음으로 그냥 단순하게 머리를 흔드는 것이 뇌파진동의 포인트이다. 이때 머릿속에 피곤하거나 뜨거운 에너지가 있을 때는 입으로 계속 숨을 내쉬어 밖으로 내보낸다.

계속 입으로 호흡을 내쉬면, 내쉬는 호흡을 통해 가슴의 막힌 부분이 열리고, 가슴의 긴장이 풀리면서 호흡이 더 가볍고 자연스러워지는 것을 느낀다. 아랫배가 어느 정도 따뜻해졌다고 느껴지면 손바닥으로 몸의 막힌 곳을 두드려서 그곳의 혈자리를 열어줘도 좋다. 가슴이 답답하면 가슴 부분을 두드리고, 다리가 안 좋다고 느껴지면 다리를 두드린다. 몸의 감각이 살아나면 자신의 손이 저절로 아픈 곳을 찾아서 두드릴 것이므로 그냥 몸의 느낌에 맡기면 된다.

5·5·5 운동을 효과적으로 하는 방법

앞에서 소개한 세 가지의 운동을 이어서 하면 15분이 걸린다. 하루에 15분만 투자하면 전신의 기혈순환을 원활하게 하고 몸의 중심 근육을 강화시켜 자연치유력이 충만한 솔라바디 상태를 유지하는 데 도움이 된다.

솔라바디 운동법 세 가지 중에 어떤 운동을 먼저 해야 할지 고민하는 사람들이 있다. 기본적으로 그때그때 자신의 몸의 느낌을 따라서 몸 상태에 좋다고 느껴지는 순서대로 하면 된다. 하지만 이 운동법을 하루 중에 언제 하느냐에 따라서 순서에 변화를 주면 더 큰 효과를 체험할 수 있다.

● **낮에 할 때:** 접시돌리기 → 발끝치기 → 뇌파진동

이것은 5·5·5 운동의 가장 일반적인 순서이다. 낮에는 주로 선 자세에서 활동을 많이 하기 때문에 접시돌리기를 먼저 해서 전신의 기혈순환을 증진시킨다. 그 다음에 자리에 편안하게 누워서 발끝치기를 하면서 머리쪽에 몰려 있던 기혈을 하체로 내려준다. 마지막으로 앉아서 뇌파진동을 하면서 뇌를 정화하고 아랫배 중심 근육의 파워를 강화시켜 그 날 남은 시간을 위한 에너지를 충전시킨다.

● **아침에 할 때: 발끝치기 → 뇌파진동 → 접시돌리기**

아침 시간에는 혈압이 높아지고 체온은 낮아진다. 뿐만 아니라 골격과 근육의 유연성도 떨어지는 때이다. 그래서 처음부터 일어선 자세에서 동작이 큰 접시돌리기를 하기보다는 발끝치기와 뇌파진동으로 몸을 따뜻하게 하고 아랫배와 다리에 힘을 키운 후에 접시돌리기를 하는 것이 더 좋다. 특히 몸이 약한 사람은 이런 순서로 하는 것이 무리가 가지 않으면서도 효과적으로 몸의 힘을 키우는 데 도움이 된다.

아침에 세 가지의 운동을 하는 순서는 아침에 잠자리에서 일어나는 모습을 연상하면 쉽다. 즉, 우리가 누운 자세에서 앉았다가 일어나듯이 처음에는 누워서 발끝치기를 하고, 앉아서 뇌파진동을 하고, 일어서서 접시돌리기를 하는 것이다.

누운 자세로 발끝치기를 하면서 몸의 장기와 세포를 깨워주고, 다리에 힘을 키우고, 하체의 체온을 올려 준다. 그 다음에는 앉아서 뇌파진동을 하며 뇌를 깨워주고 아랫배에 파워와 열기를 증강시킨다. 마지막으로, 일어나서 접시돌리기를 하면 전신에 기 에너지와 활력이 충전되어 동작이 더 유연하고 파워풀해지는 것을 느낄 수 있다. 아침에 이런 순서대로 솔라바디 운동을 하면 수면을 취하는 동안 이완되었던 교감신경을 충분히 자극시켜 주기 때문에 그 날의 활동을 하는 데 활력을 얻을 수 있다.

● **저녁에 할 때:** 접시돌리기 → 뇌파진동 → 발끝치기

저녁에는 잠자리에 들기 위한 준비를 하는 때이므로 뇌파를 낮추고 교감신경을 이완시키는 것이 필요하다. 저녁에는 아침에 하는 순서와 반대로, 활동을 하다가 잠자리에 드는 모습을 연상하면 된다. 즉, 일어선 자세에서 접시돌리기를 한 후에 앉아서 뇌파진동을 하고 마지막으로 누워서 발끝치기를 하는 것이다.

저녁 시간에는 하루 중 체온이 가장 높고 몸의 유연성도 최고로 좋은 상태이기 때문에 먼저 접시돌리기를 해서 그 날 쌓인 몸의 긴장과 스트레스를 털어낸다. 팔과 허리를 회전시키는 동작을 통해 어깨와 가슴, 옆구리, 허리의 긴장을 충분히 풀어준다. 그리고 나서 자리에 앉아 뇌를 좌우로 흔들면서 그 날의 힘들었던 생각이나 스트레스를 떨쳐내고, 아랫배를 두드리면서 낮 동안 머리와 가슴쪽으로 올라간 뜨거운 기운을 아랫배로 내린다.

마지막으로 자리에 편안하게 누워서 발끝치기를 하면서 그 날 쌓인 피로와 스트레스 에너지를 입으로, 발끝으로 배출하며 기운을 정화시킨다. 이런 순서대로 진행을 하면 쉽게 심신이 이완되고 뇌파가 떨어져서 숙면을 취할 수 있게 된다.

5·5·5 운동의 마무리, '체온 느끼기'

5·5·5 운동을 하고 난 후에 빠뜨려서는 안 될 중요한 것이 있다. 바로 자신의 체온을 느끼는 것이다. 접시돌리기나 뇌파진동을 하고 난 후에는 앉은 상태에서, 발끝치기를 하고 난 후에는 그대로 누운 상태에서 눈을 감고 자신의 체온을 느껴본다. 5·5·5 운동을 하기 전과 후의 체온이 어떻게 달라졌는지를 느끼고, 몸의 어느 곳이 따뜻해지고, 시원해졌는지도 느껴본다.

체온을 느낀다는 것은 자신의 의식이 몸의 내부로 집중되어 있다는 것을 뜻한다. 그래서 체온을 느끼는 것은 하루 중 대부분의 시간 동안 외부로 향해 있었던 의식을 내면으로 끌어올 수 있는 아주 좋은 방법이다. 뿐만 아니라 자신의 체온을 느끼는 것은 아래와 같이 자신의 몸과 마음의 상태를 점검할 수 있는 손쉬운 방법이다.

첫째, 체온을 느끼면서 자신의 기혈순환의 상태를 점검할 수 있다. 5·5·5 운동을 하기 전과 비교해서 운동을 한 후에 손발이 따뜻해지고 자신의 체온이 높아진 것을 확연히 느낄 수 있을 것이다. 그것은 곧 손끝 발끝까지 기혈이 원활하게 공급될 정도로 전신의 기혈순환이 증진되었다는 것을 의미한다. 기혈순환이 활발해지면 마치 온몸의 세포들이 활성화된 것처럼 온몸의 여기저기가 전기가 통한 것처럼 찌릿찌릿한 느낌이 든다.

또한 운동 전과 비교해서 운동 후에 아랫배와 하체가 따뜻해지고, 가슴은 편안해지고, 머리는 가볍고 시원해진 것을 느낄 수 있을 것이다. 특히 아랫배에 있는 에너지 센터인 단전에 따뜻하고 강력한 에너지가 점점 응축되는 것을 느끼게 될 것이다. 이것은 인체의 이상적인 에너지 상태인 수승화강이 이루어졌다는 것을 의미한다. 바로 인체의 기혈순환이 자연스러운 균형을 회복한 것이다.

둘째, 체온을 느끼면서 자신의 호흡 상태를 점검할 수 있다. 체온을 느끼기 위해 자신의 의식을 몸 안으로 불러들여서 몸의 상태를 관찰하다 보면 자신의 호흡을 쉽게 느낄 수 있게 된다. 5·5·5 운동 후에 가슴과 등, 어깨, 복부의 긴장이 이완됨에 따라 숨이 너무나 자연스럽고 쉽게 몸속으로 들어오고 나가는 것을 느낄 것이다.

가슴이 편안해진 덕분에 폐로 가득히 신선한 공기가 들어오고, 아랫배가 따뜻해진 덕분에 아랫배까지 깊숙한 호흡이 저절로 이루어진다. 이때 아랫배로 깊은 호흡을 하면 할수록 단전이 따뜻해지면서 강력한 에너지가 뭉쳐지는 것을 느낄 수 있다.

또한 이 운동에 익숙해진 사람은 발끝치기를 마치고 누워서 자신의 호흡을 느끼다 보면 마치 발바닥을 통해 아랫배까지 숨이 들어오고 나가는 것처럼 느끼기도 한다. 이것은 동양의 선도에서 말하는 호흡의 최고 경지인 발바닥호흡(족심식)의 현상이다. 발바닥호흡은 실제로 공기가 드나드는 것은 아니고 발바닥의 가운데 부분에 있는 주요 혈자리를 통해 에너지가 드나드는 것이 마치 숨이 들고 나는 것처럼 느껴진다고 해서 붙여진 이름이다.

셋째, 체온을 느끼면서 자신의 마음 상태를 점검할 수 있다. 낮 동안 스트레스에 시달릴 때는 가슴이 답답해지면서 열이 머리와 가슴 쪽으로 올라간다. 5·5·5 운동을 하고 나면 머리와 가슴의 열이 내려가면서 스트레스가 다 날아가고 답답하던 가슴이 뻥 뚫린 것처럼 느껴진다. 이 세 가지 운동은 몸뿐만 아니라 마음을 힐링하는 탁월한 방법인 것이다.

팔과 허리를 크게 돌리는 접시돌리기를 통해 가슴 속에 무겁게 자리 잡고 있던 우울하고 정체된 에너지, 스트레스를 날려버리면 가슴이 상쾌해지고 몸과 마음에 활력이 되돌아온다. 또한 뇌를 좌우로 흔드는 뇌파진동을 통해 뇌 속의 잡다하고 부정적인 생각들을 털어내면 뇌 속이 고요해지고 명료해진다. 특히 발끝치기를 통해 발가락 끝으로 탁한 기운을 풀어내고 누워 있으면 온몸의 세포들이 살아 숨쉬는 것처럼 느껴지고, '세상에 이렇게 편안하고 평화로운 느낌이 또 있을까?'라는 생각이 들 정도로 마치 구름 위에 누워 있는 듯 몸과 마음이 가벼워진다.

가슴이 답답하거나 스트레스가 쌓일 때, 마음이 무겁고 우울할 때, 어둡고 부정적인 에너지가 지배적일 때는 5·5·5 운동을 해보라. 그리고 나서 눈을 감고 의식을 아랫배에 집중한 상태로 체온을 느끼다 보면 체온뿐만 아니라 기혈순환, 호흡, 마음 상태 모두가 자연치유력이 최대한 발휘될 수 있는 최적의 상태로 만들어진 것을 느낄 수 있을 것이다. 당신의 몸과 마음이 놀랍도록 가벼워지고 상쾌해진 느낌, 바로 그것이다.

SOLAR BODY

3

솔라바디로
살아가기

당신 안의 완전한
　　　감각을 회복하라

　나는 이 책에서 지금까지 자연치유력을 회복하기 위한 세 가지 열쇠로 체온과 호흡, 마음의 관찰을 소개하고, 누구나 쉽게 할 수 있는 자연치유력 회복운동으로 솔라바디 메소드-햇빛을 통한 솔라에너지 직접 받기, 솔라에너지 회로 명상, 솔라바디 운동법을 자세하게 소개했다.

　아무리 강력하고 효과적인 원리나 운동이라고 해도, 스스로 체험해보지 않으면 아무 소용이 없다. 그래서 나는 무엇보다 우선 당신이 솔라바디 메소드를 스스로 체험해보기를 바란다. 처음 일주일부터 시작해서 한 달, 석 달까지 늘려보라. 당신이 솔라바디 메소드를 3개월 정도 꾸준히 계속한다면 하루를 시작하거나 마무리하는 명상과 운동법이 새로운 습관으로 훌륭하게 자리 잡을 것이고, 그 과정에서 당신은 놀랄 만한 몸과 마음의 변화를 체험할 수 있을 것이다.

 하루 중 머리가 복잡하고 몸이 찌뿌드드할 때도 하던 일을 잠시 멈추고 솔라에너지 회로 명상을 해보라. 솔라에너지 회로가 당신의 몸에 작용해, 빠르고 강력하게 에너지를 긍정적으로 변화시키고 활력을 충전시키는 것을 느껴보라. 그리고 틈이 나는 대로 솔라바디 운동법을 해보라. 접시돌리기와 발끝치기와 뇌파진동을 모두 할 수 있다면 좋지만, 그 중에 한 가지라도, 짧게는 5분 정도만 해도 좋다. 상황에 맞는 동작을 골라 솔라바디 운동법으로 체온을 높인 후, 자신의 체온을 느끼면서 자연스럽고 깊은 호흡을 천천히 해보라.

생명의 근원에서 오는 자각

솔라바디 메소드의 간단한 동작들과 명상들을 반복함으로써 스스로 건강한 생명현상을 창조할 수 있다. 우리 몸이 창조해내는 왕성한 생명현상 속에서 생각과 감정이 가라앉고 텅 빈 고요가 찾아오면 당신에게 문득 하나의 자각이 떠오른다. 자신이 얼마나 소중하고 아름다운 존재인지를 깨닫게 된다. 나는 남보다 더 낫거나 더 못난 존재가 아니라 그 어느 누구와도 비교할 수 없는 소중하고 절대적인 존재라는 자각이 찾아온다.

 내가 중요한 프로젝트를 성공시켰거나 돈을 많이 벌었거나 누군가로부터 사랑을 받았기 때문에 의미 있는 존재가 아니라, 있는 그대로 소중하고 가치 있는 존재라는 자각. 내가 사업에 실패했거나 중요한 프리젠테이션을 망쳤거나, 몇 년째 시도했던 금연이나 살빼기에 아직도 성공하지 못했다 하더라도 나는 여전히 소중하고 가치 있는 존재라는 자각. 내 안에 존재하는 위대한 생명력, 무한한 사랑으로 만물을 보살피는 대자연의 선의를 믿고, 그 무엇으로도 훼손될 수 없고, 훼손되지 않는 무한한 생명의 근원과 연결함으로써 언제든 힘을 얻고 다시 시작하겠다는 자각이 당신을 찾아온다.

이때가 바로 당신 자신의 고유한 생명의 리듬을 찾은 때이다. 자기 자신에게 몰입하여 자신과 완전한 일체감을 느끼면서 자기 안의 생명이 고유한 리듬으로 활짝 피어난 것이다. 이때 바로 당신 몸의 자연치유력이 가장 왕성하게 활동할 수 있는 환경이 만들어진다. 이때 우리 몸이 본래의 균형과 리듬을 회복하면서 몸은 건강을 되찾고, 마음에 행복이 차오르며, 우리의 영혼은 깊은 평화를 체험한다.

이렇게 우리 몸 안의 생명의 리듬을 느끼고 자연치유력을 회복하는 감각은 사실 배울 필요가 없다. 왜냐하면 이것은 인위적으로 만든 것이 아니라 우리가 자연으로부터 받은 완전한 감각이기 때문이다.

문제는 그동안의 학교 교육이나 사회 시스템이 우리가 이러한 생명의 감각을 찾고 키우도록 지원하기보다는 이러한 감각으로부터 점점 멀어지도록 했다는 데 있다. 자신의 가치를 외부의 인정이나 병가에서 찾고, 자신의 건강이나 행복과 같은 가장 본질적인 삶의 문제조차도 외부에 의존하도록 길들여지다 보니 우리는 우리 안에 너무나 확연하게 존재하는 이 생명의 감각을 잃어버렸다.

자연치유력은 창조주의 선물로써 이미 우리 모두에게 주어져 있다. 그렇기 때문에 자연치유력을 회복하는 데 사실 특정한 방법이 필요한 것도 아니다. 아무리 강력하고 효과적인 방법일지라도 완전한 방법이란 없다. 완전한 것은 우리의 감각 그 자체이다.

'지식'이 아닌 '체험'을 통한 변화

내가 소개한 솔라바디 메소드도 하나의 방법일 뿐 완전한 것이 아니다. 솔라바디 메소드는 일종의 마중물이다. 당신이 이 메소드를 통해서 당신 안의 위대한 생명력과 연결되는 감각을 회복하고 자연치유력을 회복하고 나면, 나중에는 스스로 자신에게 맞는 다양한 명상법과 동작들을 만들어낼 수 있다.

내가 당신에게 가장 바라는 것은 당신 안에 이미 완전한 생명의 감각이 있다는 것, 당신 안에 위대한 힐러가 있다는 것을 '체험을 통해' 아는 것이다. 문제는 지식이 아니라 '체험'이다. 체험을 통해 생명의 감각을 깨우고 자연치유력을 회복하는 과정에서 당신은 당신의 몸뿐만 아니라, 자신의 생각과 감정과 관념에 이르기까지 일어나는 모든 현상들을 주시할 수 있는 주의력을 갖게 될 것이다. 그리고 그 과정에서 자신의 몸이 어디가 어떻게 불편한지, 자신이 어떨 때 어떠한 종류의 감정에 쉽게 빠지는지 그리고 자신의 의식이 어디가 부자유스러운지를 파악할 수 있다.

  이것이 변화와 힐링의 시작이다. 변화와 힐링은 변화되어야 하고 힐링되어야 할 부분을 의식하는 것에서부터 시작되기 때문이다. 당신이 이전에 의식하지 못했던 몸과 감정과 의식의 불편과 부자유를 의식하는 바로 그때부터 변화는 일어나기 시작한다. 처음에는 작은 변화로부터 시작하지만, 이를 반복하는 과정을 통해 오래지 않아 기본적인 건강이 회복되고 습관이 교정된다. 그리고 이것은 지속적인 자기계발로 이어지며, 당신의 삶 전체로 긍정적인 변화가 물결처럼 퍼져나갈 것이다.

당신 안의 태양을 찾아라

 내가 살고 있는 세도나 아리조나만큼 자연을 그리고 태양을 더 잘 느낄 수 있는 곳은 드물 것이다. 일출 무렵 이곳 세도나의 향나무 언덕에 올라 아침 햇살이 사막을 비추는 모습을 보면 태양이 생명의 근원이라는 것이 온몸으로 느껴진다. 황금빛 아침 햇살과 함께 잠들어 있던 대지와 풀과 나무들이 일제히 생생하게 깨어나 하루를 시작한다.

 오늘의 새로운 태양이 어젯밤의 묵은 어둠을 밀어내며 하루를 여는 모습은 그 무엇보다 강력한 희망과 재생의 상징이다. 태양과 지구가 생긴 이래 단 하루도 거르지 않고 계속된 우주의 이 경건한 의식과 함께 하루를 시작하며, 오늘도 나를 숨쉬게 하고 내게 새로운 하루를 허락하는 자연의 힘과 그 절대적인 사랑에 감사한다.

 가능하면 일출이나 일몰을 자주 보라. 따뜻한 햇살 아래서 자주

걷고 태양 명상을 하는 시간을 자주 가져라. 이렇게 태양과 함께하는 시간을 많이 갖다 보면 아무런 편견도 없는 절대적인 사랑으로 우주만물을 보살피는 자연에 감동하고, 만물에 질서와 조화를 부여하는 자연의 힘에 감응하여 우리 몸의 자연치유력도 더 강화될 것이다. 그리고 우리 안에 있는 태양과 같이 밝은 마음도 더욱 빛날 것이다.

솔라바디는 태양을 닮은 사람이다. 태양이 스스로 빛나듯이 스스로 자신의 건강과 행복을 창조하는 사람이다. 자기 자신 안에 무한한 에너지의 근원이 있다는 것을 알고, 언제든지 그 근원으로 돌아가 힘을 얻을 준비가 된 사람이다. 또한 태양이 만물을 비추듯이 항상 긍정적인 에너지로 주위와 세상을 밝히는 사람이다.

솔라바디는 또한 적극적으로 자신 안의 태양, 즉 태양과 같이 밝은 마음을 찾고, 그 마음을 적극적으로 쓰는 사람이다. 누구에게나 그 마음이 있다. 누구나 그 마음을 찾고 쓸 수 있다. 구름이 걷히면 태양이 빛나듯이, 그 마음을 덮고 있는 온갖 생각과 감정들이 걷히면, 그 마음은 언제나 거기서 태양처럼 밝게 빛나고 있다.

당신이 그 마음을 보고 느꼈을 때, 머뭇거리지 마라. 그 마음을 적극적으로 써라! 태양과 같은 그 마음으로 당신의 몸을 비추어 힐링하고, 당신 삶의 구석구석을 비추어 당신이 그토록 바라던 변화를 창조하고, 그 마음으로 당신 주변의 사람들과 세상을 비추어 이 세상을 더 나은 곳이 되도록 만들어라.

SOLAR BODY

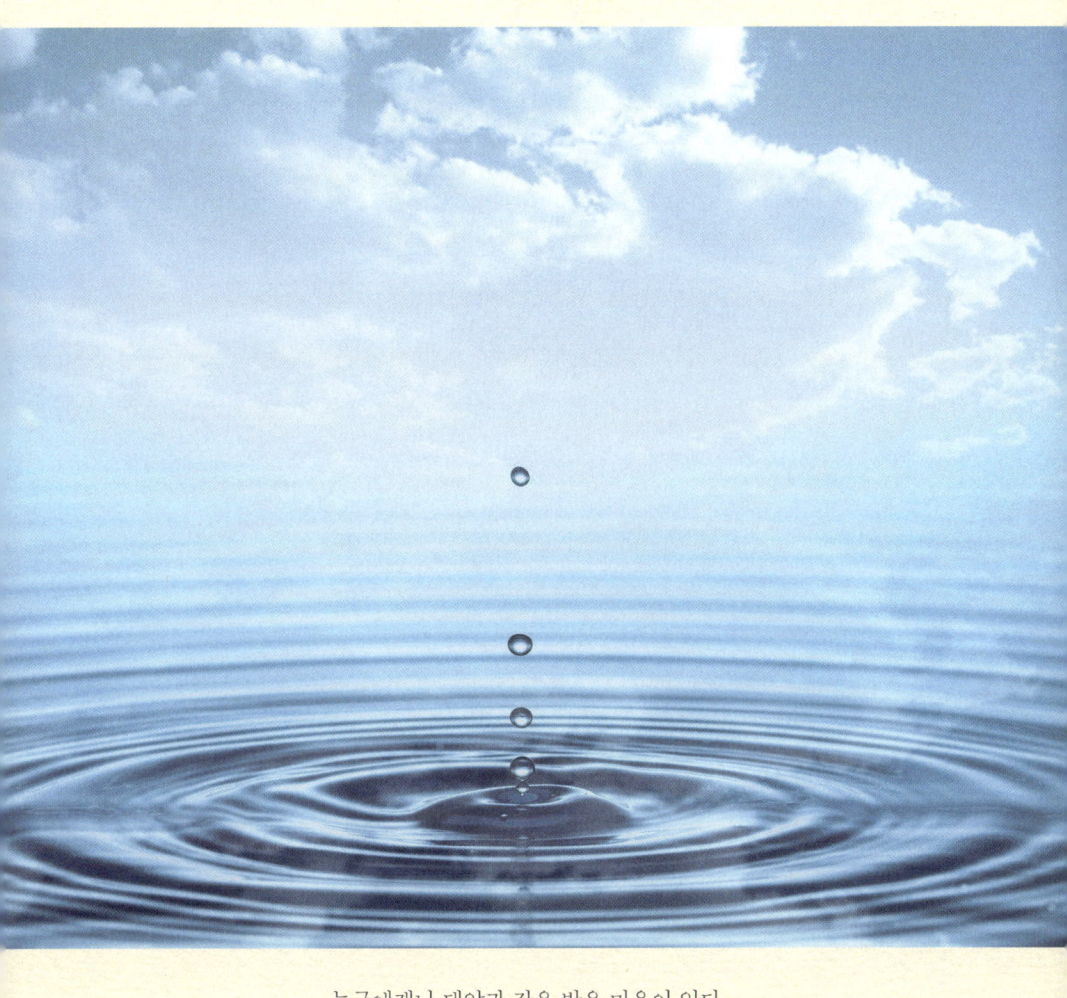

누구에게나 태양과 같은 밝은 마음이 있다.
그 마음을 찾고, 그 마음을 적극적으로 써보라!

당신 안에서 무한한 에너지의 근원과 태양처럼 밝은 마음을 찾을 때, 당신은 진정한 자기 자신으로 살 수 있다. 그때 당신은 당신 아닌 그 누군가가 될 필요가 없다. 당신의 건강과 행복을 외부에 의존할 필요가 없고, 삶의 열정과 희망을 당신 밖에서 찾을 필요가 없다.

그때 당신은 진정한 자유와 평화의 의미를 알게 될 것이며, 한 사람의 인간으로서 자기 안의 가능성을 스스로 완전하게 실현하는 자립적이고 주체적인 삶을 살 수 있을 것이다.

내가 아는 어느
솔라바디의 이야기

한국에는 '물만 먹고 사는 여자'라고 알려진 사람이 있다. 그녀의 놀라운 이야기는 몇 권의 책으로도 출간되었고, 한국의 TV나 신문을 통해 소개되기도 했다.

그녀의 이름은 양애란이며 올해 65세이다. 나는 보통의 사람들과는 너무나 다른 그녀의 삶의 방식에 매우 큰 흥미를 느껴서, 그녀를 두어 번 만나서 대화를 나누었고, 지금도 가끔 소식을 주고 받는 사이가 되었다.

양애란 씨는 13살 되던 해 어느 날부터 음식을 먹기가 싫어졌다고 한다. 먹어보려고 해도 먹을 수가 없었다고 한다. 놀란 가족들이 죽이나 과일 등을 억지로 먹게 해서 삼키면 결국 다 토해버렸다. 의학을 공부하는 오빠의 도움으로 큰 병원과 이름난 의사를 백방으로 찾아다녔지만 원인도 알 수 없었고, 전혀 나아지지가 않았다.

그때 이후로 지금까지 그녀는 52년째 물만 마시고 살고 있다. 생물학적으로나 의학적으로 인간이 생존하기 위해서는 적정량의 칼로리를 섭취해야 한다고 알려져 있다. 이러한 상식에 완전하게 반하는 양애란 씨의 이야기는 믿기가 어렵겠지만, 그녀가 음식을 먹지 않고 산다는 것은 사실이다.

52년간 물만 먹고도 건강하게 사는 양애란 씨

그녀는 잠도 거의 자지 않고 하루에 마시는 물의 양도 1리터가 채 안 된다. 아주 천천히 조금씩 목을 축이는 정도다. 소량의 물을 마시는 것만으로도 그녀는 충분히 포만감을 느끼고 음식물을 먹고 싶은 욕구가 전혀 생기지 않는다고 한다.

몸무게 20킬로그램 정도의, 거의 뼈밖에 안 남은 앙상한 체격에 놀라고 걱정하는 사람이 많은데 그녀는 자신이 아주 건강하다고 느낀다. 먹지 않으니 기력이 별로 없을 것 같은데 목소리도 힘차고 산행을 할 때는 보통 사람들을 훨씬 앞질러 간다. 다른 사람들보다 몸에 열이 많이 나서 추운 날씨에도 양말을 잘 신지 않는다.

그녀가 제일 좋아하는 것은 자연 속에서 걷는 것이다. 하루에 평균 2~3시간은 걷는다. 형편이 되면 하루 종일 걷기도 한다고 한다. 풀과 나무와 새와 물이 있는 곳에 가면 몸과 마음에 활력이 충전된다고 하니, 다른 사람들이 음식으로 얻는 기운을 양애란 씨는 자연으로부터 얻는 듯하다.

양애란 씨는 남다른 통찰과 지혜가 있으며, 자모(慈母 : 자애로운 어머니)라는 이름으로 불리기도 한다. 그녀가 많은 사람들에게 전하곤 하는 메시지 하나를 여기에 소개한다.

"사람의 근본 마음자리에는 병이란 것이 존재하지 않습니다. 사람들은 큰 충격을 받았거나 상처를 입었을 때 그것을 얼른 지우지 못하고 마음에 품어서 자꾸 키워나갑니다. 비슷한 상황을 겪거나 닮은 사람을 보기라도 하면 무슨 소중한 보물이라도 품은 듯이 그 사건을 가슴 속에서 다시 꺼내 되새김질을 합니다. 병이라는 것은 그렇게 키워진 충격이나 상처가 더 이상 숨어 있지 못하고 현상으로 모습을 드러낸 것을 말합니다. 그리고 병이 한번 모습을 드러내기 시작하면 누구나 쉽게 그것을 인정하고 맙니다. 그러나 본래 자리에는 아픈 것도 없고, 아픈 데도 없습니다."

양애란 씨의 이야기는 믿기지 않을 만큼 매우 극단적인 경우이긴 하지만 인간의 몸이 가진 잠재력이 무한함을 보여준다. 음식을 통해서 오는 에너지에 전적으로 의존하는 것이 아니라 공기, 물, 태양에 담긴 생명 에너지를 더 적극적으로 활용할 수 있는 가능성을 보여준다.

우리는 먹이사슬에서 위로 올라갈수록 고등생물이라는 고정관념을 가지고 있다. 그러나 에너지적인 관점에서 보자면, 먹이사슬에서 위로 올라갈수록 자신의 생명을 유지하기 위해 다른 생명체에 의존하는 의존도가 높다. 반대로 밑으로 내려갈수록 의존도가 낮아진다. 식물은 공기와 물과 햇빛만으로 살아간다.

나는 우리가 양애란 씨처럼 음식을 먹지 않고 물만 마셔야 한다거나, 식물처럼 광합성을 해야 한다는 이야기를 하려는 것이 아니다. 우리가 자연 속에 무한하게 존재하는 생명 에너지에 스스로를 열고, 또한 이를 적극적으로 활용한다면 개인적으로는 지금보다 훨씬 더 건강한 삶이, 지구적으로는 지속가능한 새로운 문화가 가능하다는 것을 이야기하려는 것이다.

우리가 우주에 무한하게 존재하는 솔라에너지로부터 직접 에너지를 얻을 수 있다면, 음식을 포함하여 지금보다 훨씬 적은 자원과 에너지로도 삶을 건강하고 풍요롭게 유지할 수 있을 것이다. 그에 따라 우리가 만들어내는 폐기물도 줄어들 것이고, 자원의 소유와 분배를 둘러싸고 벌어지는 온갖 분쟁들도 줄어들 것이다.

이것이 힘이 떨어지면 대기권 밖으로 날아 올라가 태양빛으로부터 에너지를 충전하곤 하던 슈퍼맨에게나 가능한 일일까? 나는 결코 그렇다고 생각하지 않는다. 솔라바디는 우리 내부에 존재하는 조화와 균형의 감각을 일깨움으로써, 인류가 더 나은 방향으로 진화하도록, 지구에 더 조화로운 문명이 가능하도록 새로운 길을 열어줄 것이다.

변화의 시작이 돼라

 이 책을 마무리하면서 꼭 당부하고 싶은 것이 있다. 이 책을 읽고 느낀 바가 있다면 작은 것이라도 실천하고, 당신이 먼저 변화의 시작이 되어주기를 바란다.
 우리 안의 자연치유력과 인성을 회복하여 스스로 자신의 건강과 행복과 평화를 창조하는 것은 단순히 개인적인 차원의 긍정적인 변화로 끝나는 것이 아니다. 앞에서도 여러 번 강조했듯이 이것은 평화롭고 지속가능한, 새로운 지구문화를 위한 훌륭한 씨앗이 된다.
 현재 우리가 하는 많은 활동들과 소비하고 있는 자원과 만들어내고 있는 폐기물들은 그 중 많은 부분이 우리 몸을 좀 더 안락하고 편안하게 해주려는 목적에 동원된다. 음식이든 운동이든 음악이든 술이든 섹스이든 약물이든 자극의 종류가 무엇이든 상관없이 결국 얻고자 하는 것은 만족감이다. 그런데 그 만족감은 궁극적으로는 건강하고 조화로운 에너지의 균형에서 나온다. 그리고 그 조화롭고 균형 잡힌 에너지가 바로 이 책에서 지금까지 이야기한 자연치유력의 핵심이다.

만약 그 만족감이 외부적인 자극에 의존한 것이고, 동시에 이러한 조화롭고 균형 잡힌 에너지에 기반을 둔 것이 아닐 때는 지속되기가 어렵다. 그렇기 때문에 새로운 자극과 더 강한 자극을 찾게 되고, 이 과정에서 더 많은 에너지와 자원을 사용하고, 더 많은 폐기물을 만들어낸다. 현재 우리의 일반적인 삶의 방식에서 보자면, 우리의 만족은 곧 지구의 스트레스를 의미한다.

이러한 이유에서, 우리가 조화롭고 균형 잡힌 에너지의 감각을 회복하고, 그것을 통해서 단순하고 자연스러운 방식으로 건강을 회복하고 유지하게 된다는 것은 직접적으로 건강유지와 질병의 치료를 위해서 사용되는 에너지와 자원만 절감하는 것을 의미하지는 않는다. 이것은 개인 차원의 건강한 삶을 너머, 자극과 만족을 중심축으로 돌아가고 있는 인간 생활 전반의 변화를 가져오게 될 것이고, 결과적으로 지구 자체의 자연치유력을 높이는 데 기여하게 될 것이다.

자연치유력 회복이 지구의 미래를 바꾼다

자연치유력이 회복되면 개인적인 차원의 선택과 결정이 전체 인류에 어떤 영향을 미치는지 그 사이의 연결 관계를 보는 눈 또한 자연스럽게 떠진다. 물과 물결을 나눌 수 없듯이, 우리 개개인과 전체 인류, 인류와 지구는 분리될 수 없는 하나이다. 내가 매순간 하는 크고 작은 선택이 인류와 지구의 미래에 결정적인 영향을 미친다.

자연치유력이 회복된 사람에게는 모든 생명이 하나라는 것을 부정하고, 우리의 생존 기반인 지구 자체를 파괴하는 것이 얼마나 어리석은 일인지 너무나 확연하게 보인다. 몸의 감각이 회복되면, 몸의 건강을 해치는 음식이나 습관을 스스로 피하게 되는 것처럼, 지구의 건강과 조화를 해치는 일을 더 이상 하지 않게 된다.

자연치유력을 회복하는 과정에서 자기 자신과의 연결이 깊어질수록 모든 생명에 대한 깊고 큰 관심과 애정, 열정적이고 헌신적인 자세를 갖게 된다. 또한 자연스럽게 인류의 문제가 나의 문제라고 느껴지는 '감각'이 회복된다. 자기 자신의 건강과 행복을 스스로 창조하는 솔라바디가 되면, 결국 자신이 지구와 인류를 살릴 '바로 그 사람'이라는 자각에 이르지 않을 수 없다. 그리고 다른 사람도 같은 자각에 이르도록 돕는 홍익의 삶을 살게 된다.

자연치유력과 인성을 회복하여 솔라바디가 됨으로써 우리들 각자의 삶에 나타나는 변화는 사실 그렇게 극적인 변화가 아닐지도 모른다. 우리들 모두가 하루아침에 성자가 되어야 하는 것도 아니고, 기적적인 치유의 능력을 가져야 하는 것도 아니다. 이러한 자각은 지하철의 옆 좌석에 앉은 사람에게 건네는 친절한 미소로 나타날 수도 있고, 장시간의 컴퓨터 작업으로 어깨 통증을 호소하는 동료 직원의 어깨를 주물러주는 것으로 나타날 수도 있다. 멀리 있든 가까이 있든, 생각이 같든 다르든 상관없이 다른 사람들에게 좀 더 친절해지는 것으로 나타날 수도 있고, 몸의 욕구와 입맛만을 좇지 않고 적절하게 조절해서 과식하지 않게 되는 것으로 나타날 수도 있다. 또 자신의 이익과 전체의 이익이 충돌할 때 자신에게 조금 손해가 될지라도 전체에게 도움이 될 선택을 하는 것으로 나타날 수도 있다.

이러한 변화는 말 그대로 좋은 사람이 되는 것이다. 이것은 그야말로 내면적인 변화이므로, 정치나 경제나 제도나 인프라나 산업구조가 바뀌도록 기다려야 하는 것들이 아니다. 지금 내가 정신을 차리고 똑바로 보고 선택하면 일어나는 변화이다. 가장 근원적이지만, 동시에 매우 부드럽고 조용하고 비용이 들지 않는 변화이다.

하지만 이처럼 부드럽고 조용한 변화가, 세계 거의 모든 국가에서 문제가 되고 있는 과체중과 같은 개인적인 문제부터 전 지구적인 환경위기나 정치적·종교적 갈등을 해결하고, 정말로 평화롭고 지속가능한 세계를 창조할 수 있는 가장 중요한 열쇠가 될 것이다. 이러한 내면의 변화를 통해 우리가 일상생활 속에서 하는 선택들이 달라지고, 그 선택에 따라 정치, 경제, 산업, 제도 등이 달라질 것이다.

'희망'이 마음의 온도를 높인다

나는 앞에서 36.5도를 회복과 충전의 온도, 37.5도를 활력과 열정의 온도라고 표현했다. 열정의 온도 상태에서 우리의 몸과 마음은 활력이 넘치는데, 이러한 상태를 유지하기 위해서 내가 강조하고 싶은 것이 한 가지 더 있다. 바로 희망이다. 명상과 운동이 몸의 온도를 높이는 불쏘시개 역할을 한다면, 희망은 마음의 온도를 높이는 불쏘시개라고 할 수 있다. 희망이 있을 때 의욕이 나고 자신감이 생긴다. 솔라바디는 자신 안에서 찾은 희망으로 열정적인 삶을 살고, 주위에도 희망과 열정을 전해주는 사람이다.

내가 내게서 희망을 발견할 수 있다면 지구와 인류의 미래에는 희망이 있다. 내가 내게서 희망을 발견하지 못한다면, 지구와 인류의 미래에도 희망은 없다. 내가 내게서 '인간다움'을 발견한다면, 나는 인류 전체에서 그것을 발견할 수 있다. 내가 내게서 '인간다움'을 발견하지 못한다면, 나는 다른 어느 누구에게서도 그것을 기대할 수 없다.

나는 당신이 솔라에너지 회로 명상을 하면서 이왕이면 담대하고 큰 뜻을 가지라고 권하고 싶다. 당신이 걸음을 걸을 때도 이 걸음이 당신의 건강에 도움이 될 뿐만 아니라 당신의 이웃과 지구의 자연치유력을 회복하는 것의 시작이라고 생각하며 걸어보라. 솔라에너지 회로 명상 후에 체온을 느끼며 한 호흡 한 호흡 숨을 들이마시고 내쉴 때마다 당신 안의 밝은 마음이 더욱 커져, 당신이 더 나은 선택과 실천을 하도록 도와준다고 생각하며 해보라.

　이것을 한 달, 석 달, 1년… 꾸준히 반복할수록 당신의 삶에 긍정적인 변화들이 일어나고, 당신이 느끼고 경험하는 그 변화들을 당신 삶의 중심부로 더 깊이 가져가고, 동시에 주위 사람들과 널리 나누고 싶은 열정이 생길 것이다. 그 열정에 적극적으로 화답하여 행동하고, 당신과 나와 같은 평범한 사람들로부터 시작된 이 변화로 이 세상을 더 아름답게 하자.

솔라바디 메소드를 동영상으로 체험할 수 있는 곳

1. 솔라에너지 12회로 명상을 동영상으로 배워보세요!
회로 명상은 초보자에게는 어려울 수 있습니다.
깊이 있는 체험을 위해서는 전문가의 지도를 받으시기 바랍니다.

2. 접시돌리기를 동영상으로 배워보세요!
접시돌리기 원리와 효과, 사례에 대한 자세한 내용은
《접시돌리기》 책을 참고하세요.

3. 발끝치기를 동영상으로 배워보세요!
발끝치기 원리와 효과, 사례에 대한 자세한 내용은
《발끝치기》 책을 참고하세요.

4. 뇌파진동(도리도리 뇌운동)을 동영상으로 배워보세요!
뇌파진동의 원리와 효과, 사례에 대한 자세한 내용은
《뇌파진동》 책을 참고하세요.

힐링명상 체인지TV www.changetv.kr

체인지TV는 6만5천명의 회원을 갖춘 국내 최대 체험형 힐링사이트입니다. 폭넓은 사랑을 받아온 체인지TV는 올해, 인체의 자연치유력 회복과 열정온도를 높이는 데 도움을 주는 '솔라에너지 회로 명상'을 새롭게 오픈, 간단한 건강법부터 고급 명상법까지 다양한 정보를 제공하고 있습니다.

No.1 힐링명상 체인지TV
1개월 무료 이용권
쿠폰번호
UJAM-2FDA-6CFE-07F9
※ 체인지TV 회원가입 후 쿠폰번호 입력
등록기한 : 2015년 12월 31일까지
사용기간 : 등록일로부터 1개월

명상전문기업 단월드
솔라바디 명상 체험 쿠폰
(개인지도 1회)
※ 사전 예약 후 방문해주세요.
(가까운 센터 자동연결 1577-1785)
사용기한 : 2015년 12월 31일까지

아동·청소년 두뇌코칭기관 BR뇌교육
면역력·집중력 높이는
'어린이 솔라바디'
무료체험교실
※ 사전 예약 후 방문해주세요.
(가까운 BR뇌교육 지점 1544-9700)
사용기한 : 2015년 12월 31일까지

부록 1
솔라에너지 12회로 따라 그리기

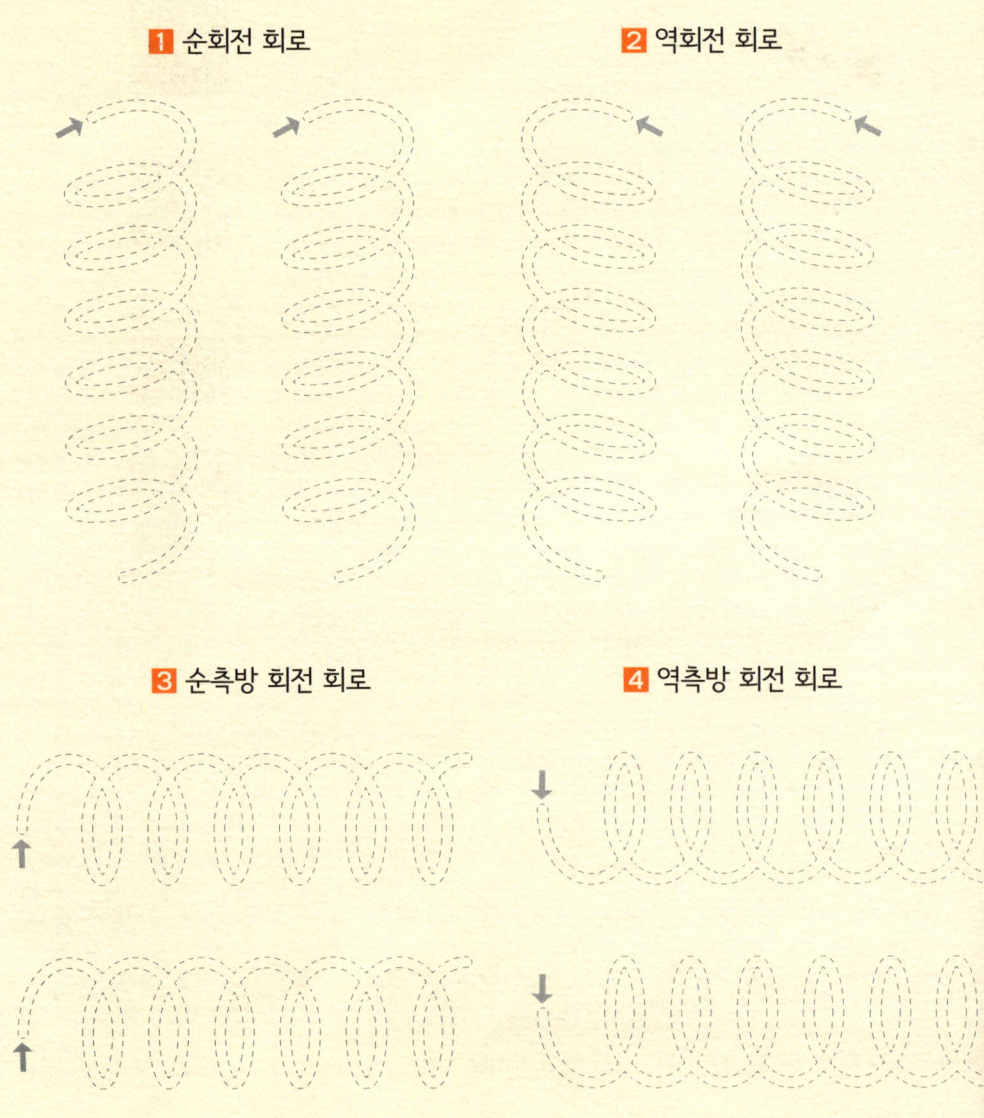

• 회로와 친숙해지기 위해서는 눈으로 익히는 것도 좋지만 손으로 직접 그려보면 더 좋다. 처음에는 점선을 따라 그려보고, 익숙해지면 백지 위에 자유롭게 그려보자.

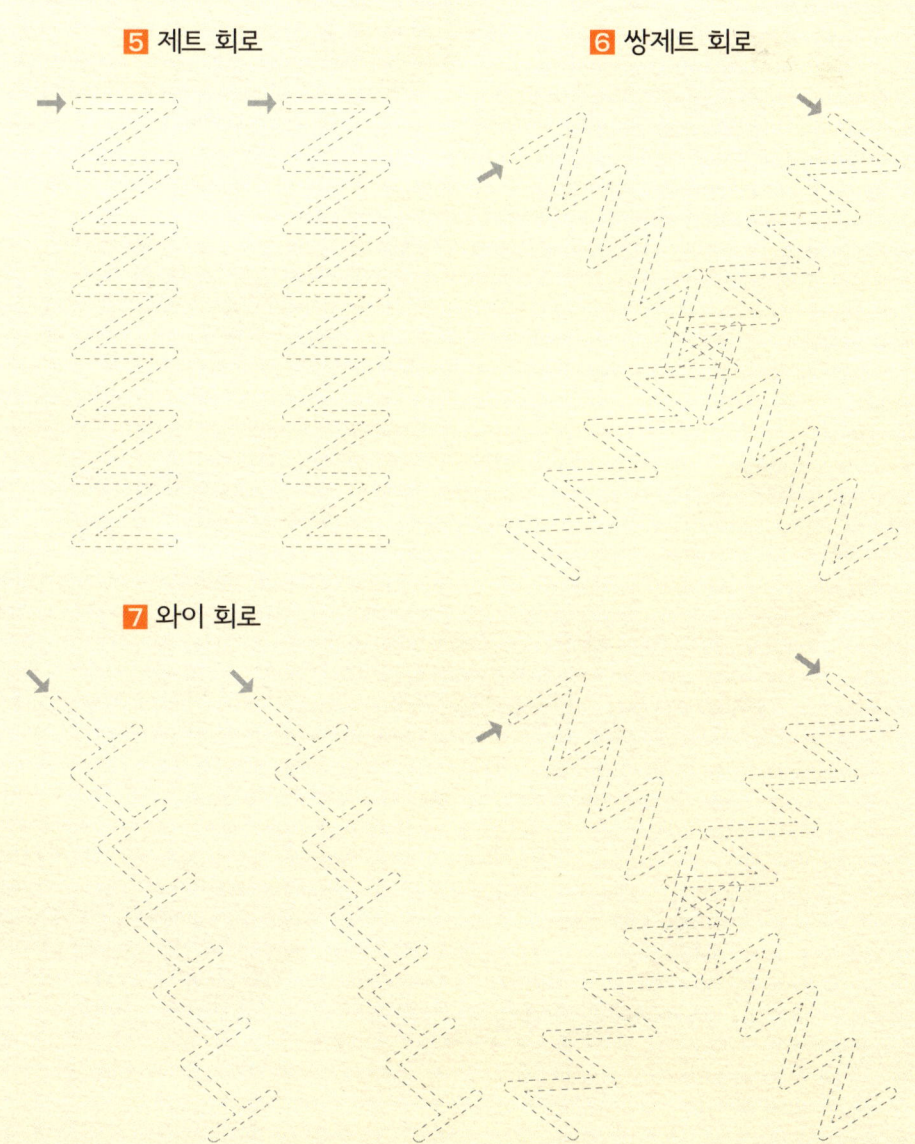

• 회로의 전체적인 이미지를 무심히 바라보자. 회로의 전체 형상을 머릿속에 담으면서 그려보자. 색깔 펜을 이용해 오른손과 왼손을 번갈아가면서 그려보자.

8 순원형 회전 회로

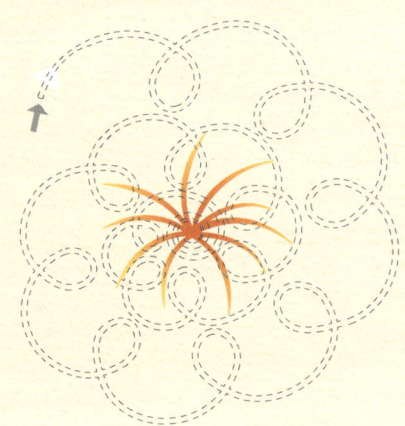 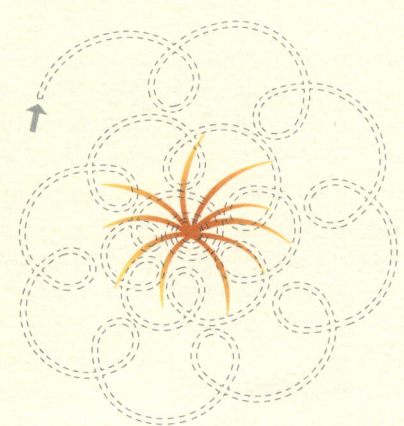

9 역원형 회전 회로

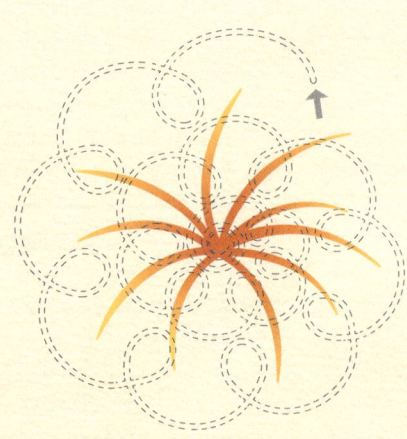 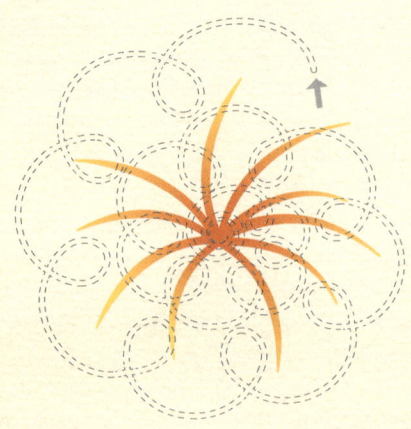

- 순수한 에너지 상태를 형상화한 회로에는 감정의 파장이 없다. 바깥에서 안으로, 안에서 바깥으로 반복해서 그리다보면 잡념이 없어지고 집중력이 높아진다.

10 순압박 포위 회로

11 역압박 포위 회로

12 생명전자 태양 회로

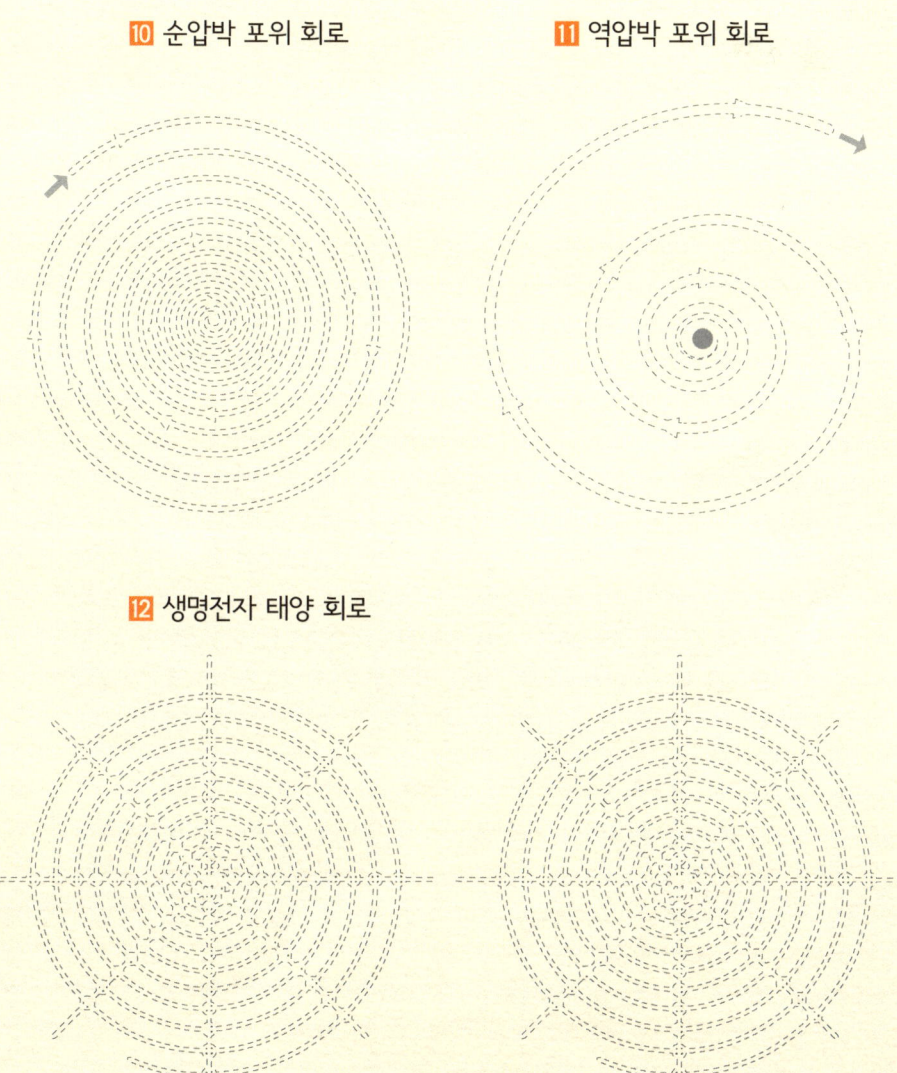

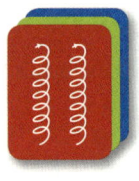

부록 2
솔라에너지 12회로 카드 사용법

12가지의 솔라에너지 회로는 내가 깊은 명상 중에 태양 빛의 에너지가 다양한 진폭으로 움직이며 몸속으로, 주변의 자연물로 빠르게 흡수되는 것을 순간적으로 포착해 형상화한 것이다.

책에 수록된 12개의 솔라에너지 회로 카드는 '회로 명상'을 돕는 보조도구다. 솔라에너지 회로 명상에 들어가기 전에, 카드를 손에 들고 무심히 바라본 뒤 눈을 감으면 회로의 이미지가 훨씬 더 선명하게 잘 떠오른다.

또 손바닥 장심으로 솔라에너지를 받는 명상을 할 때는 카드를 손바닥 위에 올려두면 집중이 더 잘 된다. 몸이 불편하거나 힐링이 필요한 부위는 카드를 직접 갖다댐으로써 그곳에 에너지를 집중적으로 활성화시킬 수 있다.

솔라에너지 회로 카드는 의식을 한곳에 모아줌으로써 솔라에너지를 빠르게 흡수할 수 있도록 도와준다. 아울러 몸속의 에너지 패턴이 손상되었거나 불완전한 에너지 시스템을 치유하거나 복구하는 데도 아주 효과적이다.

12가지 솔라에너지 회로 카드를 활용해 언제 어디서나 솔라에너지를 수신해보라. 솔라에너지를 수신하는 것이야말로 몸과 마음과 뇌를 정화하고, 자연치유력을 회복하는 가장 빠른 길이다.

부록 솔라에너지 회로 1~4번 카드

솔라에너지 회로 1번
순회전 회로

솔라에너지 회로 2번
역회전 회로

솔라에너지 회로 3번
순측방 회전 회로

솔라에너지 회로 4번
역측방 회전 회로

2 막힌 기운을 풀어주는
역회전 회로

역회전 회로는 반시계 방향으로 돌며 막힌 기운을 풀어주고 이완시키며 독소를 몸 밖으로 빼내거나 뽑아내는 작용을 한다. 순회전 회로로 에너지의 통로를 연 다음, 바로 이어서 해주면 더 효과적이다.
역회전 회로에 의해 형성된 에너지는 온몸을 통해 움직이면서 세포 속에 있는 해소되지 않은 정보와 정체된 에너지를 부드럽게 내보낸다.

1 맑은 기운을 모아주는
순회전 회로

순회전 회로는 시계 방향으로 회전하며 기운을 감아주고 모아주면서 몸속을 뚫고 들어오는 작용을 한다. 순회전 회로를 타고 솔라에너지가 몸속으로 순조롭게 유입되면 기운의 흐름이 균형과 조화를 이루어 기분이 좋아지고, 몸과 마음이 편안해지고 가벼워진다.
시간이 날 때마다 5분 정도 연습하면 몸속의 에너지가 빠르게 충전되고 집중력도 높아진다.

4 의식의 렌즈,
역측방 회전 회로

역측방 회전 회로는 시간과 공간의 주인이 될 수 있게 도와주는 의식의 렌즈와 같다. 의식의 렌즈를 통해 시공간을 자유롭게 이동하면서 과거의 아름다운 추억을 음미하거나 고통스러운 기억으로 인한 상처들을 해소할 수 있다.
또한 미래의 모습에 접속함으로써 지금 당신에게 필요한 지혜나 조언을 얻을 수도 있다. 의식의 렌즈에는 한계가 없다. 당신이 원하는 시간과, 장소로 어디든 갈 수가 있다.

3 마음의 독소를 정화하는
순측방 회전 회로

순측방 회전 회로는 감정적인 독소들과 당신의 영혼에 기록된 업과 정보들을 정화하는 파워풀한 도구이다. 그 업과 정보들이 해소될 때 당신이 알고 있든 모르고 있든, 마음의 긴장들도 함께 이완되고 정화된다.
이 회로 명상은 우리 의식 속에서 나쁜 기억을 해소하고 사랑과 감사의 긍정적인 마음을 키움으로써 보다 희망적이고, 낙관적이며, 열정적인 삶을 창조할 수 있도록 도와준다.

부록 솔라에너지 회로 5~8번 카드

솔라에너지 회로 5번
제트 회로

솔라에너지 회로 6번
쌍제트 회로

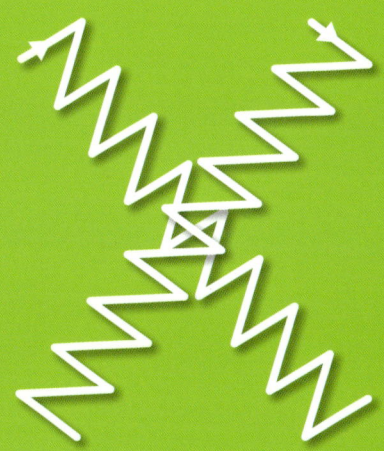

솔라에너지 회로 7번
와이 회로

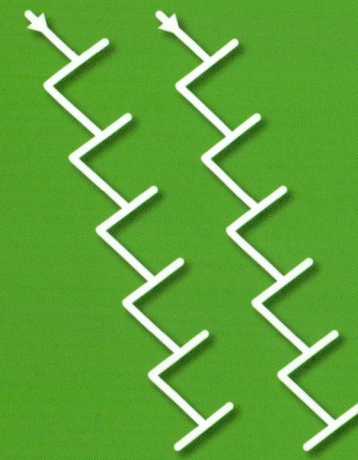

솔라에너지 회로 8번
순원형 회전 회로

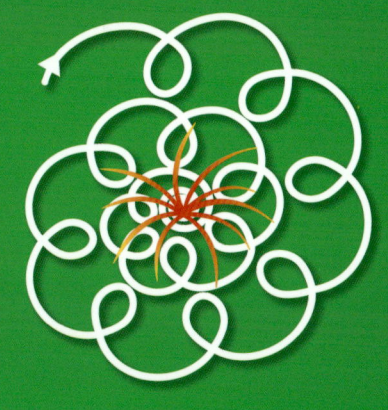

10 초광속으로 회전하는 순압박 포위 회로

순압박 포위 회로는 강력한 허리케인과 같다. 매우 빠르게 움직이는 이 회로는 바깥에서 안으로 병균 세포를 압박하고 포위해 더 이상 번식시키지 못하게 하여 소멸시킨다.
안으로 응집된 에너지는 용광로처럼 뜨거워져 오염된 세포를 녹여버리고 몸과 마음과 정신이 최적의 건강상태로 회복할 수 있도록 돕는다.

9 잔류 탁기를 처리하는 역원형 회전 회로

역원형 회전 회로는 반시계 방향으로, 바깥에서 안으로 회전한다. 이 회로는 8번 회로에서 남아 있던 정체된 에너지를 빨아들인다.
정체된 에너지는 미래에 육체적, 정서적 문제로 나타날 수 있는데, 이것을 미리 제거함으로써 온몸에 생명력을 높여주고 새로운 활력을 불어넣는다.

12 완전한 치유와 정화·창조의 생명전자 태양 회로

이 회로는 생명전자 태양을 형상화한 것으로 가장 건강할 때 나오는 정상 회로이다. 건강에 이상이 오면 세포의 육각형 분자가 오각형, 사각형, 삼각형, 선, 점으로 깨지는데 건강이 회복되면 다시 육각형으로 복원된다.
몸의 온도가 올라서 정상 온도가 되면 뇌와 몸이 조화로운 상태가 되어 수승화강, 정충기장신명이 한 번에 이루어진다.

11 독소를 뿌리째 뽑아버리는 역압박 포위 회로

역압박 포위 회로는 안에서 바깥으로 회전하며 막힌 기운을 풀어서 내보낸다. 나선형의 회전력을 이용하여 에너지의 흐름이 정체된 곳까지 시원하게 뚫을 수 있는 파워풀한 회로이다.
10번 회로에서 처리하지 못한 탁한 에너지와 독소는 11번 회로에서 뿌리째 뽑아버린다.